临床外科常见病诊疗与护理

平晓春　周　海　范现汝
吴春宇　陈贻人　张树恒　◎ 主编

汕头大学出版社

图书在版编目（CIP）数据

临床外科常见病诊疗与护理 / 平晓春等主编． -- 汕
头：汕头大学出版社，2024.3
ISBN 978-7-5658-5271-8

Ⅰ．①临… Ⅱ．①平… Ⅲ．①外科－常见病－诊疗②
外科－常见病－护理 Ⅳ．① R6 ② R473.6

中国国家版本馆 CIP 数据核字（2024）第 079220 号

临床外科常见病诊疗与护理
LINCHUANG WAIKE CHANGJIANBING ZHENLIAO YU HULI

主　　编：平晓春　周　海　范现汝　吴春宇　陈贻人　张树恒
责任编辑：陈　莹
责任技编：黄东生
封面设计：道长矣
出版发行：汕头大学出版社
　　　　　广东省汕头市大学路 243 号汕头大学校园内　邮政编码：515063
电　　话：0754-82904613
印　　刷：河北朗祥印刷有限公司
开　　本：710mm×1000mm　1/16
印　　张：10.75
字　　数：200 千字
版　　次：2024 年 3 月第 1 版
印　　次：2025 年 1 月第 1 次印刷
定　　价：128.00 元
ISBN 978-7-5658-5271-8

编委表

主　编

平晓春　南京医科大学第一附属医院（江苏省人民医院）
周　海　滨海县人民医院
范现汝　济宁市兖州区人民医院
吴春宇　中国海洋大学
陈贻人　海南省眼科医院
张树恒　滨州市第二人民医院

副主编

陈良全　内蒙古自治区人民医院
马　瑛　新疆医科大学第一附属医院
易水桃　安宁市中医医院
刘俊辰　上海中医药大学附属曙光医院
仇　珺　新疆医科大学第一附属医院
任建超　平乡县人民医院

前　言

外科隶属现代医学的一个十分重要的医学项目，外科主要实现如何利用外科手术方法去解除病人的病原，从而使病人得到治疗，恢复健康。外科和医学领域的其他科目一样，需要了解疾病的定义、病因、表现、诊断、分期、治疗、预后，而且外科更重视开刀的适应证、术前的评估与照顾、手术的技巧与方法、术后的照顾、手术的并发症与预后等与外科手术相关的问题。在社会不断发展和医学不断进步发展中，外科不可能一成不变，其医学作用也在不断发展变化之中。现代医学在发展中不断实现纵深方向的发展，同时在时间和空间领域中不断得到完善，在通常病例和疑难病例的诊断和治疗中得到不断的突破和创新发展，实现了医学领域中的重要发展角色。推动着医学领域的不断向前发展。

在现代医疗体系中，外科医生是不可或缺的一部分，他们用他们的专业知识，技能和爱心为无数患者带去希望和健康。而《临床外科常见病诊疗与护理》这本书，正是为了帮助外科医生更好地理解和应对外科常见病而写作的。

本书围绕"临床外科常见病诊疗与护理"这一主题，系统地论述了耳部疾病、鼻部疾病、咽部疾病、喉部疾病、颈部疾病、心脏外科疾病、乳腺疾病的诊疗与护理，在阐述相关疾病的症状、特点、诊断、检查、治疗等知识的基础上，有针对性地介绍护理措施和健康管理的方法，尤其是重视患者的饮食与运用健康指导，科学性与实用性强，贴近临床护理工作实际。本书内容翔实、条理清晰、逻辑合理，兼具理论性与实践性，适用于工作在一线的外科医护人员。

本书的主要目的是为读者提供一套系统、全面且实用的外科常见病诊疗与护理方法。通过学习，读者将能够更好地诊断、治疗和护理各种外科常见疾病，从而提升患者的治疗效果和生活质量。

　　本书涵盖了外科常见病的各个方面，包括但不限于外伤、感染、肿瘤等。我们特别强调了疾病的预防、早期诊断和及时治疗的重要性，因为这直接关系到患者的康复和预后。同时，我们也介绍了各种护理技术和方法，以帮助患者更好地应对手术后的恢复期。

　　本书的另一个重要特点是其实用性和可操作性。我们没有追求过度的理论深度，而是注重实践和应用。每一个疾病，我们都提供了详细的诊断、治疗和护理步骤，以及在实际操作中可能遇到的问题和解决方案。这使得读者可以迅速地将所学应用到实践中，提高自己的诊疗和护理水平。

　　本书的目标读者主要是外科医生，但也欢迎其他相关领域的专业人士，如护士、医疗助理人员和医学学生等参考学习。我们相信，通过学习本书的内容，大家都可以在临床工作中获得更多的专业知识和技能，更好地服务于患者。

　　在写作过程中，我们参考了大量的国内外文献和临床实践，也得到了许多同行的宝贵意见和建议。我们在此表示衷心的感谢。同时，我们也欢迎读者在阅读过程中提出任何问题和建议，我们将认真对待并改进我们的工作。

　　我们要强调的是，医学是一个不断发展和变化的领域，我们提供的知识和技能也必然有其局限性。因此，我们鼓励读者在实践中不断学习和探索，以适应医学领域的快速发展。

　　本书的出版发行，是我们向广大患者提供更好医疗服务的一个努力。我们希望这本书能成为您在临床工作中的得力助手，帮助您更好地应对各种外科常见病。让我们共同努力，为患者提供更好的医疗服务，创造一个更健康的未来。

目 录

第一章　耳部疾病的诊疗与护理

第一节　中耳炎的诊疗与护理

一、分泌性中耳炎病人的诊疗与护理

（一）临床表现

分泌性中耳炎（secretory otitis media）是以中耳积液及听力下降为主要特征的中耳非化脓性炎性疾病。中耳积液可为浆液性分泌液或渗出液，也可为黏液。分泌性中耳炎冬春季多发，儿童发病率比成年人高，是导致儿童和成年人听力下降的重要原因之一。按病程，分泌性中耳炎可分为急性分泌性中耳炎和慢性分泌性中耳炎两种。急性分泌性中耳炎病程为6~8周，若8周后未愈，即可称为慢性分泌性中耳炎。慢性分泌性中耳炎由急性分泌性中耳炎未得到及时而恰当的治疗，或由分泌性中耳炎反复发作，迁延转化而来。分泌性中耳炎多为上呼吸道感染所致，亦可在头颈部肿瘤放疗后产生。目前认为咽鼓管功能障碍、中耳局部感染、变态反应和气压损伤等为其主要病因。

分泌性中耳炎是一种常见的中耳疾病，其主要症状包括听力下降、耳痛、耳鸣和耳闷胀感。听力下降通常为轻度至中度，且在患者头部运动时加重。这种听力下降通常为传导性听力损失，因为中耳腔内的液体阻碍了声音的传导。此外，

患者还可能出现耳内闭塞感，感觉像耳朵被棉花堵塞一样。

（二）诊断方法

（1）病史询问。病史询问通常会包括可能的病因，如上呼吸道感染、鼻窦炎、过敏反应等。此外，患者是否使用过抗生素、减充血剂和抗组胺药等也可能成为重要线索。

（2）听力测试。听力测试是诊断分泌性中耳炎的重要工具。医生会使用各种工具来评估患者的听力损失程度和频率。

（3）耳镜检查：耳镜检查可以观察到鼓膜是否充血、是否有液体渗出，以及中耳腔是否有其他异常变化。

（4）影像学检查。在某些情况下，医生可能会建议进行中耳腔的影像学检查，如CT或MRI，以排除其他潜在的病因。

（5）诊断性鼓膜穿刺。如果上述检查仍不能确定诊断，医生可能会进行诊断性鼓膜穿刺，以观察中耳腔是否有液体存在。

通过以上这些步骤，医生可以对分泌性中耳炎进行准确的诊断。一旦确诊，医生会根据患者的具体情况制定适当的治疗方案。

（三）手术治疗

虽然大多数情况下，分泌性中耳炎可以通过药物治疗得到缓解，但在某些情况下，手术治疗可能是必要的。本文将详细介绍分泌性中耳炎的手术治疗。

1.手术原理

分泌性中耳炎的手术治疗主要涉及两个方面：鼓膜穿刺和鼓膜切开。鼓膜是中耳的一层薄膜，鼓膜穿刺和切开是通过刺入鼓膜来清除中耳内的积液。在手术过程中，医生会使用专门的器械，如注射器针头或手术刀，来刺入鼓膜。如果积液较多，医生可能会通过一个小切口来进一步清除积液。

2.手术适应证

手术通常在以下情况下考虑：

（1）药物治疗无效的分泌性中耳炎。

（2）长期分泌性中耳炎导致听力下降明显。

（3）合并有鼻窦炎、扁桃体炎等其他上呼吸道感染的分泌性中耳炎。

3.手术风险与注意事项

尽管手术是一种常见的治疗方法，但仍存在一定的风险和注意事项。手术前，患者需要进行全面的身体检查，以确保能够承受手术。手术后，患者需要遵守医生的建议，如保持口腔卫生、避免剧烈运动等。此外，手术后可能会出现短暂的听力下降或耳部不适，这些都是正常现象，通常会在几天内消失。

总的来说，分泌性中耳炎的手术治疗是一种有效的治疗方法，但需要在医生的指导下进行。通过正确的手术适应证选择、风险评估和术后护理，患者可以获得最佳的治疗效果。对于患有分泌性中耳炎的人来说，了解这种手术以及如何正确应对术后反应是非常重要的。

（四）分泌性中耳炎病人的护理

1.护理评估

（1）病史：询问患者是否有上呼吸道感染病史，以及病程的长短。

（2）耳部症状评估：患者是否有听力下降、耳痛、耳鸣等症状。

（3）身体状况评估：患者的身体状况，包括年龄、体重、血压等。

（4）听力评估：通过听力测试，了解患者的听力损失程度。

（5）心理评估：了解患者的心理状态，是否有焦虑、抑郁等情绪。

2.护理目标

（1）患者能够正确认识分泌性中耳炎的病因和症状，以及治疗方法。

（2）患者能够积极配合治疗和护理，减轻耳部不适症状，促进康复。

（3）患者能够保持良好的生活习惯，预防再次发生分泌性中耳炎。

3.护理措施

（1）术前护理

①病人安全管理及干预

分泌性中耳炎小儿的发病率较成年人高，且常有听力下降，病人住院期间发生跌倒、坠床等安全问题的风险增加。医护人员应给予足够的重视，使病人安全度过围术期。

对策如下：

第一，防跌倒。病人入院时及时进行跌倒/坠床危险因素评估，筛查高危病人。如为跌倒/坠床高危病人，应做好床旁及腕带标识；保持病室地面干燥，及时清除地面水、油、水果皮等；保持病室内灯光明亮及通道无障碍物；向病人及家属做好健康宣教，嘱24小时留陪护1人，穿防滑鞋，行走时穿合适尺码的衣裤，防绊倒，并确保病人及家属理解与配合。

第二，防坠床。保持床单元整洁，避免床上放置过多物品；随时拉起床挡；上下床时需家属协助放下床挡，动作宜慢；病儿不宜在床上蹦跳、打闹等。

②病人及家属心理状态的评估及护理干预

分泌性中耳炎病人常为小儿，对陌生环境感到恐惧、不安，且不能准确表达自己的感受；家属担心全麻对病人的影响、术后听力的恢复情况、复发等问题。因此，医护人员需要同时关注病人及家属的心理状态，给予恰当的干预措施，使病人及家属能以最好的心态接受治疗。

对策如下：

第一，积极主动迎接病人，建立良好的护患关系，以缓解陌生环境对病人造成的影响。

第二，多与病人及家属沟通交流，了解病人及家属的心理状态。

第三，了解病人及家属对手术和麻醉的期望，通过提供相关信息以矫正其不正确的认知，确立适当的预期及应对方式。

（2）术后护理难点及对策

①鼓膜置管后效果的观察及护理

鼓膜置管可以改善中耳通气，有利于液体的引流，促使咽鼓管恢复功能。鼓膜通气管留置时间一般为3～6个月。预防通气管的脱落以及保证通气管留置期间鼻腔及咽鼓管的通畅尤为重要。

对策如下：

第一，评估病人鼓膜置管后有无听力改善及听力改善的程度。

第二，保持鼻腔及咽鼓管通畅。禁止游泳，洗头沐浴时要避免污水入耳。尽早清除鼻咽部疾病，如上呼吸道感染、扁桃体肥大、腺样体肥大、鼻窦炎等。掌握正确的喷鼻法及滴耳法，坚持用药，保持鼻腔及咽鼓管通畅。

第三，预防通气管脱落。避免过度活动、摇摆头部及用力咳嗽、擤鼻、打喷嚏。勿挖耳、掏耳、剧烈运动（学龄儿童应减少体育活动）。观察通气管是否在位，如出现通气管脱落，应及时就诊。

第四，适时拔除通气管。通气管留置时间一般为3～6个月，短的为6～8周，长的可达1～2年。一般在病人咽鼓管功能恢复后拔除通气管。

②感染的控制及预防继发感染的发生

过去人们认为分泌性中耳炎是无菌性炎症，近年来的研究发现中耳积液中细菌培养阳性者占1/3～1/2，其中的主要致病菌为流感嗜血杆菌和肺炎链球菌。鼓膜置管术后，中耳与外界相通，易导致继发感染。

对策如下：

第一，术后遵医嘱按时按量给予抗生素，控制感染。

第二，监测体温及血常规的变化，发现感染的征象及时处理。

第三，加强身体锻炼，预防或及时治疗上呼吸道感染。

第四，通气管留置期间禁止游泳，洗头沐浴时要避免污水入耳，保持外耳道清洁干燥。

3.健康教育

（1）疾病知识教育：向患者介绍分泌性中耳炎的病因、症状和治疗方式，使其正确认识疾病。

（2）生活保健教育：指导患者保持良好的生活习惯，如饮食清淡、多喝水、避免过度劳累和精神压力。

（3）预防复发教育：向患者介绍预防分泌性中耳炎复发的措施，如避免上呼吸道感染、保持鼻腔通畅等。

（4）心理调适教育：鼓励患者积极面对疾病，树立信心，配合治疗和护理。

（5）康复锻炼教育：指导患者进行适当的康复锻炼，如增强体质、提高免疫力，以促进康复。

（6）定期复查教育：患者定期到医院进行复查，以便医生了解治疗效果，及时调整治疗方案。

二、慢性化脓性中耳炎病人的护理

（一）临床表现

慢性化脓性中耳炎（chronic suppurative otitis media）是中耳黏膜、骨膜或深达骨质的慢性化脓性炎症。病变不仅位于鼓室，还可侵犯鼓窦、乳突和咽鼓管。其以反复耳流脓、鼓膜穿孔及听力下降为主要临床特点。严重者可引起颅内外并发症。急性化脓性中耳炎未及时治疗或用药不当，身体免疫力差，或致病菌毒性过强，都可能导致慢性化脓性中耳炎。鼻腔、鼻窦或咽部存在慢性病灶易导致慢性中耳炎反复发作。常见致病菌多为变形杆菌、铜绿假单胞菌、大肠埃希菌（大肠杆菌）、金黄色葡萄球菌等。革兰阴性杆菌较多见，可有两种以上细菌混合感染。近年来无芽孢厌氧菌感染或混合感染逐渐增多。本病可分为三型：单纯型、骨疡型和胆脂瘤型。

慢性化脓性中耳炎是一种常见的耳部疾病，其临床表现如下：

（1）听力下降：慢性化脓性中耳炎患者通常会感到听力下降，尤其是在嘈杂的环境中。这是因为中耳炎会导致耳道内的分泌物增多，影响声音的传导。

（2）耳痛：慢性化脓性中耳炎患者通常会感到耳朵疼痛，尤其是在感染或炎症加重时。这种疼痛通常会在头部活动或打哈欠时加剧。

（3）耳内流脓：慢性化脓性中耳炎患者通常会发现耳道内有脓液流出。这些脓液可能是黄色的、黏稠的或稀薄的，并可能伴有异味。

（4）眩晕和平衡问题：一些慢性化脓性中耳炎患者可能会感到眩晕或平衡问题，这可能是由于中耳炎导致的内耳受损所致。

（5）其他症状：慢性化脓性中耳炎患者还可能伴有头痛、发热、乏力等全身症状。

（二）诊断方法

（1）听力测试。听力测试是诊断慢性化脓性中耳炎的基本方法之一。医生会使用专门的听力计来测量患者的听力损失程度和频率。

（2）耳镜检查。耳镜检查是诊断慢性化脓性中耳炎的另一个基本方法。医生会通过耳镜观察患者的耳朵内部，查看是否有脓液流出、鼓膜是否穿孔等。

（3）影像学检查。对于病情较重的患者，医生可能会建议进行影像学检查，如CT扫描或MRI，以帮助了解中耳炎的严重程度和并发症。

（4）实验室检查。慢性化脓性中耳炎患者可能需要接受血液常规、C反应蛋白（CRP）等实验室检查，以评估感染程度和身体状况。

（5）症状询问。医生通常会询问患者的症状，以了解是否有听力下降、耳痛、流脓等症状，并评估这些症状的严重程度和频率。

（三）手术治疗

1.治疗原理

慢性化脓性中耳炎是一种常见的耳部疾病，其主要症状为耳道反复流脓及听力下降。手术治疗慢性化脓性中耳炎的原理在于清除中耳腔内的感染病灶，重建中耳传音结构，以改善患者的听力。在手术过程中，医生通常会通过开放式鼓室成形术、乳突改良根治术等手术方式，消除中耳腔内的病变，并修复受损的传音结构。

2.手术适应证

手术适用于慢性化脓性中耳炎伴有严重听力损失的患者。一般来说，当患者鼓膜穿孔难以愈合，或听力损失达到中度以上时，可以考虑手术治疗。此外，对于部分病情较重，病程较长，且保守治疗无效的患者，手术治疗也是必要的选择。值得注意的是，手术治疗并非适合所有慢性化脓性中耳炎患者，医生会根据患者的具体情况，如年龄、全身健康状况、感染程度等，来决定是否进行手术治疗。

3.手术风险与注意事项

手术治疗慢性化脓性中耳炎存在一定的风险，包括感染、听力丧失加重、面神经损伤等。因此，患者在接受手术治疗前应充分了解手术风险，并积极配合医生进行术前检查和准备。患者在术后需严格遵守医嘱，进行必要的护理，包括定期换药、合理饮食、避免过度用力等。同时，患者应保持乐观的心态，积极面对手术后的恢复过程。

（四）慢性化脓性中耳炎病人的护理

1.护理评估

慢性化脓性中耳炎是一种常见的耳部疾病，通常表现为中耳腔内持续的脓液分泌和引流不畅。在护理此类患者时，首先需要进行全面的评估，以了解患者的病情和身体状况。

（1）病史。了解患者的病史，包括家族史、过敏史等，以判断是否易患慢性化脓性中耳炎。

（2）耳部症状。观察患者的耳部症状，如听力下降、耳痛、耳道脓液等，以确定疾病的严重程度。

（3）身体状况。评估患者的全身状况，包括呼吸、消化、循环系统等，以排除其他潜在疾病。

（4）生活习惯。了解患者的生活习惯，如饮食、睡眠、吸烟等，以评估其对慢性化脓性中耳炎的影响。

2.护理目标

通过有效的护理措施，我们希望达到以下目标：

（1）减轻患者的耳痛和不适感。

（2）促进耳道脓液的排出和引流。

（3）改善患者的听力，提高生活质量。

（4）帮助患者建立健康的生活习惯，减少旧病复发风险。

3.护理措施

（1）术前护理难点及对策

慢性化脓性中耳炎病人由于病变的范围及程度不同，常出现不同程度的传导性或混合性听力下降，从而出现不同程度的语言交流障碍。医护人员应充分评估病人听力下降的程度，根据不同的情况采取相应的措施，使得在住院期间与病人的沟通交流能顺利进行。

对策如下：

①听力的评估。可以通过简单的耳语测试法、摩擦手指法及手表法来初步判断病人的听力下降程度，再通过病人的听力检测报告准确判断病人的听力情况。

②在与病人沟通交流时，提供安静的环境，避开嘈杂的地方。

③与病人面对面交流，便于病人观察交流者的表情及唇部动作，有利于病人理解交流内容。

④适当提高说话的音量，多使用肢体语言，必要时备好纸笔，通过书写方式与病人进行交流。

（2）术后护理难点及对策

①面瘫的观察及护理

慢性化脓性中耳乳突炎最有效的治疗方式是手术治疗，但因病程长，骨质破坏或胆脂瘤压迫面神经管，在手术治疗过程中为清除病灶，可能会损伤面神经，使病人术后出现面瘫。因此，医生在手术时应尤其注意保护面神经，避免面瘫的发生。术后医护人员也应注意加强观察，及时发现并处理面瘫。

对策如下：

第一，面瘫的观察。观察病人的面部情况，如能否皱眉、眼睑能否完全闭合、能否鼓腮、示齿时有无口角歪斜、鼻唇沟是否变浅、有无面肌抽搐等。

第二，面瘫的护理。

A.眼睑闭合不全者，日间以氯霉素眼药水滴眼，夜间以红霉素眼膏涂眼或眼部用生理盐水纱布覆盖，戴护眼罩，以防角膜干燥致溃疡、结膜炎的发生。

B.口角歪斜者，指导其缓慢进食，健侧咀嚼，加强口腔护理，防止口腔溃疡或口腔感染。

C.给予面部按摩每日3次，每次20～30分钟。

D.遵医嘱使用糖皮质激素、神经营养药物等，注意观察药物的作用及不良反应。

E.每日观察病人面瘫有无好转。

②耳部加压包扎后的舒适护理

为了防止伤口出血，耳部术后往往需加压包扎2～3天，再加上手术的机械性损伤以及耳内填塞纱条，可能给病人带来不同程度的不适感。医护人员应根据病人的不同情况，采取相应的措施，以缓解病人的不适。

对策如下：

第一，医生在进行耳部伤口加压包扎时，注意方法正确，保证松紧适度，以免过松引起绷带和敷料脱落，过紧导致病人头痛等，尽量减轻病人的不适。

第二，告知病人耳部加压包扎的必要性以及包扎的时间，取得病人的配合，使其获得心理上的安慰。

第三，嘱病人保护术耳，防止术耳受压，采取健侧卧位或平卧位。进食时健侧咀嚼，以免牵拉伤口引起不适。

第四，为病人提供安静舒适的休息环境。

③耳部术后的延续性护理

慢性化脓性中耳炎病人通常在术后2～3天无并发症即可出院。病人出院后在伤口恢复过程中会遇到一系列的问题。如手术的机械性损伤及耳内填塞纱条往往会给病人带来不同程度的疼痛；耳内有脉搏跳动感、水流声或耳鸣及不同程度的头晕、头痛、恶心等会给病人带来不舒适感；术后需防止耳内进水，还需进行多次的耳部伤口定期换药，按时服用口服药等，可能会给病人带来生活上的不便。因此，做好病人出院后的延续性护理就尤为重要。

对策如下：

第一，加强病人出院时的健康教育，告知病人出院后的注意事项。

A.中耳炎术后完全干耳需2～3个月，短期内外耳道仍有渗液为正常现象，无需紧张。

B.出院后遵医嘱使用鼻喷激素，以保持咽鼓管通畅，促进术耳分泌物的引流。

C.术后遵医嘱进行耳部伤口换药，观察术耳恢复情况。

D.教会病人正确的滴耳及喷鼻方法。

E.术后半年内禁止游泳，洗头沐浴时注意避免污水入耳。

F.教会病人正确的擤鼻方法，防止上呼吸道感染。加强锻炼，提高机体免疫力。

第二，发放相关健康教育知识的书面资料或提供科普知识查询方法，供病人学习。

第三，建立中耳炎病人慢病随访模式，收集病人的档案，定期做好病人的随访工作。

第四，针对病人现存的问题，给予相应的健康指导及应对。

4.健康教育

以下为慢性化脓性中耳炎的护理要点和健康教育知识：

（1）健康饮食。鼓励患者多摄入富含维生素和矿物质的饮食，以增强身体抵抗力。避免辛辣、刺激性食物和吸烟。

（2）保持口腔卫生。定期清洁耳道，避免耳道进水，以免引起感染。

（3）定期就医。患者应定期就医，以便医生了解病情并调整治疗方案。

（4）避免过度劳累。保证充足的睡眠时间和良好的工作生活环境，以减轻身体负担。

（5）药物指导。向患者解释药物治疗的重要性，以及正确使用药物的方法和注意事项。

（6）预防感冒。慢性化脓性中耳炎常与感冒有关，因此患者应加强保暖，避免感冒加重病情。

（7）康复锻炼。鼓励患者进行适当的身体锻炼，以增强身体素质，提高抵抗力。

（8）心理疏导。慢性病往往会给患者带来一定的心理压力，医护人员应给予患者心理支持，帮助其树立战胜疾病的信心。

（9）应急处理。教会患者在发生急性发作时如何进行应急处理，如捏鼻鼓气等，以缓解症状。

（10）复查指导。建议患者定期回医院复查，以便医生了解治疗效果，及时调整治疗方案。

通过以上护理措施和健康教育知识，可以帮助慢性化脓性中耳炎患者更好地应对疾病，提高生活质量。

第二节　化脓中耳乳突炎并发症的诊疗与护理

一、化脓中耳乳突炎并发症的临床表现

化脓性中耳乳突炎极易向邻近或远处扩散，由此引起各种并发症。其并发症可分为颅外并发症和颅内并发症。颅外并发症包括耳后骨膜下脓肿、颈深部脓肿、岩尖炎、岩锥炎、迷路炎、周围性面瘫等。颅内并发症包括硬脑膜外脓肿、硬脑膜下脓肿、化脓性脑膜炎、脑脓肿和乙状窦血栓性静脉炎等。

化脓性中耳乳突炎并发症是一种常见的耳部疾病，常常会引起多种并发症，影响患者的身体健康和生活质量。本文将详细介绍化脓性中耳乳突炎并发症的临床表现和诊断方法。

化脓性中耳乳突炎并发症通常会导致耳朵疼痛、听力下降、耳漏等症状。在病情严重时，患者可能会出现面神经麻痹、脑膜炎等并发症。其中，面神经麻痹表现为口角歪斜、流涎等症状，脑膜炎则会出现头痛、呕吐、发烧等症状。此外，患者还可能出现眩晕、平衡失调、耳聋等表现。

二、化脓中耳乳突炎并发症的诊断方法

化脓性中耳乳突炎并发症的诊断主要依靠耳鼻喉科医生的临床检查和辅助检查。

（1）临床检查。医生会通过观察患者的耳朵、听力和影像学检查来诊断化脓性中耳乳突炎并发症。医生会使用耳镜和听诊器来检查患者的耳朵内部，观察是否有脓液流出、鼓膜是否穿孔等。同时，医生还会通过听力测试来评估患者的听力状况。

（2）影像学检查。医生通常会使用X光片、CT扫描或MRI等影像学检查来帮助诊断化脓性中耳乳突炎并发症。这些检查可以帮助医生了解患者耳朵内部的病变情况，如是否存在骨质破坏、炎症扩散等情况。

（3）实验室检查。医生还会进行血液常规、C反应蛋白等实验室检查来评估患者的感染程度和炎症反应。

除了以上临床和实验室检查外，医生还会根据患者的具体情况制定其他诊断方法，如药敏试验等。

三、化脓中耳乳突炎并发症的手术治疗

（一）治疗原理

化脓性中耳乳突炎是一种常见的耳部感染性疾病，其并发症如脑膜炎、脑脓肿等可能对患者的生命健康造成威胁。手术治疗化脓性中耳乳突炎并发症的原理在于通过清除病灶，阻断感染源，并重建听力，以恢复患者的正常生活。

（二）手术适应证

手术适应证主要基于以下几点：首先，患者需要出现化脓性中耳乳突炎的并发症症状，如听力下降、耳鸣、眩晕等；其次，患者需要经过抗生素治疗无效或病情恶化；最后，医生需要通过影像学检查评估患者的病情，确定手术的可行性。一般来说，手术治疗化脓性中耳乳突炎并发症主要适用于慢性或复发性病例。

（三）手术风险与注意事项

手术治疗化脓性中耳乳突炎并发症存在一定的风险，包括感染、出血、听力丧失等。因此，患者在接受手术治疗前，需要充分了解手术的风险和注意事项。首先，患者需要接受全面的术前检查，包括血常规、凝血功能、心电图等。其次，患者需要遵循医生的建议，合理饮食，保持良好的作息时间，以降低手术风险。此外，患者在术后需要严格遵守医生的指示，按时服用药物，定期复查，以避免并发症的发生。

总之，手术治疗化脓性中耳乳突炎并发症需要在医生的指导下进行，患者需要充分了解手术的风险和注意事项，以保障自身的健康和安全。

在手术过程中，医生通常会采用微创手术方法，如显微镜手术或内窥镜手术，以减少创伤并提高手术成功率。同时，医生会根据患者的具体情况选择适当的手术方法，如乳突根治术、鼓室成形术等，以最大程度地恢复患者的听力。

除了手术治疗外，预防化脓性中耳乳突炎并发症的发生也是非常重要的。患者应该注意个人卫生，避免过度劳累，增强免疫力。在出现耳部感染症状时，应及时就医并遵循医生的建议进行治疗。同时，对于有相关家族史或高危因素的患者，定期进行耳部检查是预防并发症的重要措施。

总之，化脓性中耳乳突炎并发症的手术治疗需要综合考虑患者的具体情况和医生的建议。患者需要了解手术的风险和注意事项，积极配合医生的治疗方案，以获得最佳的治疗效果。

四、化脓中耳乳突炎并发症的护理

（一）护理评估

化脓性中耳乳突炎是一种常见的耳部感染，常常引发严重的并发症。在进行护理评估时，我们需要关注患者的症状、病史、生活习惯和身体状况。症状方面，患者可能会出现耳朵疼痛、听力下降、耳鸣等症状。病史方面，有中耳炎病史的患者更容易复发。生活习惯方面，不良的卫生习惯，如频繁挖耳或使用不洁工具，都可能导致感染。身体状况方面，身体免疫力低下的人容易感染疾病。此外，年龄也是评估的一个重要因素，因为老年人通常免疫力较弱，更容易受到感染。

（二）护理目标

根据护理评估的结果，我们可以设定以下护理目标：

（1）减轻患者耳朵疼痛和不适感。通过适当的药物治疗和适当的休息，减少患者的疼痛和不适感。

（2）防止听力下降和耳鸣。通过定期检查和治疗，防止听力下降和耳鸣的发生。

（3）提高患者的生活质量。通过提供适当的营养和锻炼建议，帮助患者恢复健康，提高生活质量。

（4）预防并发症的发生。通过定期检查和治疗，预防并发症的发生，如脑膜炎、内耳感染等。

（5）增强患者的自我护理能力。通过教育和指导，增强患者的自我护理能力，帮助他们更好地管理疾病。

为了实现这些目标，我们需要对患者进行定期的医疗检查和健康教育。我们也需要提供适当的药物治疗和物理治疗，以帮助患者恢复健康。同时，我们还需要关注患者的心理状况，提供必要的心理支持，帮助他们更好地应对疾病带来的压力和困扰。

化脓性中耳乳突炎并发症的护理是一个复杂而重要的过程。通过评估患者的症状、病史、生活习惯和身体状况，我们可以制定针对性的护理计划，实现减轻患者痛苦、预防并发症、提高生活质量等护理目标。通过持续的医疗检查和健康教育，我们能帮助患者更好地应对疾病，提高他们的生活质量。

（三）护理措施

1.术前护理

（1）病人心理状态的评估及护理干预

化脓性中耳乳突炎并发症病人由于病情严重、反复，治疗效果不确定，对手术担心、恐惧等，往往产生偏激的情绪反应，如忧郁、恐惧，并伴有明显的睡眠障碍等。这些问题需引起医护人员的高度重视，并因人而异地采取不同的疏导措施，使病人以最佳的心理状态迎接治疗。

对策如下：

第一，耐心倾听病人的主观感受，积极与病人进行沟通交流，尽可能了解病人的心理状态。

第二，向病人及家属讲解疾病发生的原因、治疗及预后，鼓励病人积极配合治疗。

第三，根据病人的年龄、职业、社会背景、性格特征等制订不同的心理疏导措施。

第四，加强沟通与联系，提供必要的心理、社会支持，满足病人合理需求，以减轻病人的焦虑情绪。

（2）病情观察及护理干预

化脓性中耳乳突炎颅外及颅内并发症病人病情危急，病人随时可能出现病情变化，需要护士密切、及时、准确地观察及判断病情，以便医生能及时处理。

对策如下：

第一，监测病人的体温、呼吸、脉搏、血压的变化。

第二，观察病人的神志、意识、瞳孔的变化，如有异常，及时报告医生处理。

第三，观察头痛、恶心、呕吐的情况，以及有无颈项强直、偏瘫，四肢活动情况等。

第四，保持休息环境安静，要求病人绝对卧床休息。

第五，备好抢救药品，如50%葡萄糖溶液（GS）、20%甘露醇、30%呋塞米、地塞米松等降颅内压的药物以及强心剂、呼吸兴奋剂、气管插管物品等。

第六，慎用镇静剂、镇痛剂、阿托品类药物，以免掩盖病情。

第七，应用大剂量、能通过血—脑屏障的抗生素，输液量需适当控制。随时保证输液通路畅通，以备急救。

第八，积极做好术前准备。

2.术后护理

（1）局部疼痛的观察及护理

化脓性中耳乳突炎的颅外及颅内并发症均可使病人出现不同部位、不同程度的疼痛，术后病人由于手术创伤，进一步加重疼痛。在住院期间，医护人员要及时评估病人的疼痛并根据病人的疼痛情况采取不同的措施，以缓解病人的疼痛，使其积极配合治疗。

对策如下：

第一，评估病人疼痛的部位、性质、程度及持续时间，鼓励病人表达其主观感受。

第二，讲解引起疼痛的原因，安慰病人，加强心理护理。

第三，为病人提供安静舒适的环境，并协助病人采取舒适的体位。

第四，指导并教会病人采取松弛疗法，以分散注意力，缓解疼痛。

第五，必要时遵医嘱给予镇痛药物并观察药物效果。

（2）营养供给不足的干预

化脓性中耳乳突炎并发症病人由于反复恶心、呕吐，机体摄入不足，加之手术创伤及疾病的消耗，出现持续的低营养状态，使术后恢复困难。

对策如下：

第一，责任护士及时完成营养状态的评估，包括收集病人营养方面的健康史、评估病人营养不良的症状、采用人体测量法以及关注实验室检查结果。

第二，护士应根据营养评估结果，配合营养师拟定营养食谱，采取多种营养补充方法，纠正病人的低营养状态。

第三，鼓励病人经口进食，少量、多餐。

第四，必要时经静脉为病人补充矿物质、微量元素以及维生素等，使病人的体重、总脂肪含量等营养指标得到改善。

（3）日常自护相关知识的宣教

化脓性中耳乳突炎并发症的发生往往与病人及家属对疾病不够重视有极大的关系。因此，做好病人及家属日常自护相关知识的宣教尤为重要。掌握相关知识能很好地预防化脓性中耳乳突炎并发症的发生。

对策如下：

第一，讲解化脓性中耳乳突炎的病因、治疗及预防知识。

第二，嘱病人及家属积极治疗慢性中耳炎，预防颅内外并发症的发生。

第三，预防上呼吸道感染。

第四，保持耳部清洁，避免异物及污水进入耳内。

第五，指导病人掌握正确的外耳道清洗及耳部滴药的方法。

第六，劳逸结合，适当锻炼身体，增强体质。

第七，养成良好的生活习惯，营养均衡。

第八，发生异常情况或病情变化时应及时就诊，避免延误疾病诊治。

（四）健康教育

1.健康饮食

患者在恢复期间应保持健康饮食，多食用高蛋白、高维生素的食物，如蔬菜、水果、鱼肉等。避免食用刺激性食物和饮料，以免影响恢复。

2.保持良好的生活习惯

患者应保持充足的睡眠，避免熬夜。同时，患者还应戒烟戒酒，以免影响伤口愈合。

3.预防感染

患者在恢复期间应避免前往人多拥挤的场所，以免感染其他疾病。如出现发热、耳朵疼痛等症状，应及时就医。

4.心理调适

化脓性中耳乳突炎手术可能会给患者带来一定的心理压力。患者应学会调整心态，保持积极乐观的态度，有助于加速康复。

总之，化脓性中耳乳突炎并发症手术护理和健康教育对于患者的康复至关重要。患者在手术前后的护理过程中，应认真遵循医生的建议，做好各项准备工作。同时，患者还应注重健康饮食、保持良好的生活习惯、预防感染并保持积极乐观的心态。通过这些措施，患者可以更快地康复，并减少并发症的发生。

第三节　中耳癌的诊疗与护理

一、临床表现

中耳癌是最常见的中耳恶性肿瘤，多为鳞状细胞癌，发生于中耳及乳突区，多为原发性，亦可继发于外耳道疾病、耳廓疾病或鼻咽癌。多数病人有慢性化脓性中耳炎病史，好发年龄为40～60岁。主要症状为耳深部跳痛或刺痛、耳流脓或脓血性分泌物、耳闷、耳鸣、听力减退、眩晕和面瘫等，晚期可出现其他脑神经受累、颅内与远处转移的症状。

中耳癌是一种发生在中耳的恶性肿瘤，其临床表现和诊断方法如下：

（1）听力下降。中耳癌可能导致听力下降，这是因为肿瘤可能阻塞耳道或压迫耳神经。

（2）耳痛。中耳癌通常会引起持续的耳痛，尤其是在咀嚼或头部活动时。

（3）流脓。部分患者可能出现脓性分泌物从耳朵流出。

（4）眩晕和平衡问题。肿瘤可能影响内耳，导致眩晕和平衡问题。

（5）面部麻木或疼痛。部分患者可能出现面部麻木或疼痛感，这是由于肿瘤压迫面神经引起的。

（6）颈部淋巴结肿大。中耳癌可能转移到颈部淋巴结，导致淋巴结肿大。

（7）晚期症状。如持续的头痛、视力障碍、脑神经受损的症状等。

二、诊断方法

中耳癌的诊断通常需要进行一系列的检查和测试，包括：

（1）听力测试。确定患者的听力状况。

（2）耳镜检查。观察耳朵内部，查看是否有肿瘤的存在。

（3）影像学检查。如CT和MRI，可以提供肿瘤的位置、大小和扩散情况的信息。

（4）活检。通过手术或细针穿刺取出肿瘤组织，进行病理检查以确定肿瘤的性质。

（5）血液检查。一些血液检查可以检测到肿瘤相关的抗原，有助于诊断。

总之，中耳癌的临床表现多样，包括听力下降、耳痛、流脓等。诊断需要一系列的检查和测试，包括听力测试、耳镜检查、影像学检查、活检和血液检查等。如有疑虑，请及时就医并咨询专业医生意见。

三、手术治疗

中耳癌经病理学检查确诊后，应争取尽早彻底手术切除并辅以放、化疗。但对每一病例的具体治疗方案的选择，应依据病变范围、病人状况和医疗条件进行综合考虑。早期病人多采用先手术，后放、化疗；晚期病人则采用放、化疗等综合治疗。常见手术有扩大乳突根治术、颞骨次全切术、颞骨全切术等。

（一）治疗原理

中耳癌是一种恶性肿瘤，主要发生在中耳部位。治疗中耳癌的主要方法包括手术治疗、放疗和化疗等。手术治疗是针对中耳癌的主要手段，其治疗原理主要是通过切除病变部位，达到消除肿瘤、保留患者生命的目的。

（二）手术适应证

手术适应证主要包括：

（1）中耳癌早期患者，肿瘤局限于中耳腔内，无淋巴结转移或远处转移；

（2）中耳癌中期患者，肿瘤已侵犯周围组织，但未发生远处转移；

（3）肿瘤较大，无法通过放疗或化疗有效控制的患者。

（三）手术风险与注意事项

中耳癌手术治疗的风险主要包括：

（1）手术并发症。如感染、出血、神经损伤等。

（2）术后复发。由于手术无法完全清除肿瘤细胞，术后仍有复发的可能。

为降低手术风险，患者需要注意以下几点：

（1）术前应进行全面的检查，包括听力、CT、MRI等，以确定肿瘤的范围和性质；

（2）手术时应尽可能保留患者的听力功能，避免损伤周围组织；

（3）术后应定期复查，及时发现复发的迹象；

（4）术后应遵循医生的建议，按时服药、定期复查，如有异常及时就医。

总之，中耳癌手术治疗是一种有效的治疗方法，但同时也存在一定的风险和注意事项。患者在接受手术治疗前应充分了解手术的风险和注意事项，以便更好地配合医生的治疗，提高手术的成功率。

对中耳癌的治疗不仅强调挽救生命，同时强调提高病人生存质量。由于中耳癌的生长部位常使病人的面部畸形及功能障碍，对病人的身体、心理及社会适应能力有很大的影响，因此，要求护士不仅应具备丰富的专业知识和专业技能，而且应具有高度的同情心和责任感，随时了解病人的心理状态，鼓励病人战胜疾病。

四、中耳癌的护理

（一）护理评估

中耳癌是一种恶性肿瘤，通常发生在耳朵附近的区域。手术是治疗中耳癌的主要方法，但手术后的护理同样重要。在护理评估阶段，我们需要关注患者的身体状况、心理状态以及生活习惯。

（1）身体状况。首先，我们需要关注患者的生命体征，如血压、心率、呼吸等，确保患者在手术后的恢复期内生命安全。

（2）手术部位。中耳癌手术会对患者的耳朵和颈部区域造成一定的损伤，因此需要密切关注这些区域的愈合情况，如是否有感染、渗血等。

（3）化疗和放疗。如果中耳癌手术后的患者需要进行化疗或放疗，也需要进行相应的护理评估，以监测不良反应并及时处理。

（4）心理状态。中耳癌对患者的外貌和生活质量会产生一定影响，可能导致患者产生焦虑、抑郁等心理问题。我们需要关注患者的心理状态，提供必要的心理支持。

（5）生活习惯。生活习惯也是手术后的护理评估中重要的一部分。我们需要确保患者遵循健康的饮食和运动习惯，避免吸烟和饮酒，以免影响康复。

（二）护理目标

护理目标是在确保患者安全的前提下，促进患者的康复。具体来说，我们可以设定以下几项目标：

（1）确保患者在手术后的恢复期内生命安全，无严重并发症。

（2）促进手术区域的愈合，减少感染和渗血的风险。

（3）监测并处理化疗和放疗可能产生的不良反应。

（4）帮助患者调整心理状态，提高其应对癌症的信心和勇气。

（5）指导患者建立健康的生活习惯，提高其生活质量。

为了实现这些目标，我们需要提供全面的护理服务，包括定期的访视、健康宣教、心理支持以及必要的药物和营养支持。同时，我们也需要与患者及其家属保持良好的沟通，共同应对手术后的挑战。

（三）护理措施

1.术前护理

中耳癌是一种发生在耳朵的恶性肿瘤，对于患者的生命健康具有极大的威胁。因此，对于即将进行手术的患者，术前的精心护理显得尤为重要。

（1）心理护理

面对中耳癌的手术治疗，许多患者会感到焦虑、恐惧。因此，心理护理是术前护理的重要组成部分。医护人员应与患者建立良好的沟通，倾听他们的担忧，给予积极的心理疏导，帮助他们树立战胜疾病的信心。同时，家属的支持和理解也是减轻患者心理压力的重要因素。

（2）健康宣教

术前，医护人员应向患者及其家属详细介绍手术过程、注意事项以及术后可能出现的并发症等。这有助于患者做好充分的心理准备，积极配合治疗。同时，医护人员还应告知患者如何正确咳嗽、排便，以避免术后伤口裂开。

（3）饮食护理

在手术前，患者应遵循营养均衡的原则，摄入高蛋白、高维生素的食物。避免食用辛辣、刺激性食物和饮料，以免影响手术效果。对于无法正常进食的患者，医护人员应提供特殊饮食，以确保患者在术前得到充足的营养支持。

（4）皮肤准备

手术前，患者需要剃除耳周毛发，并清洁皮肤。医护人员应使用温和的清洁剂清洗患者皮肤，避免使用肥皂等刺激性物质。同时，医护人员还应检查患者的皮肤是否有破损或感染等情况，如有异常应及时处理。

（5）药物管理

在手术前，患者需要停用某些药物，以避免术中或术后不良反应。医护人员应向患者及其家属解释药物的作用和停药的必要性，并协助他们正确服用药物。同时，对于需要长期服用的药物，医护人员应指导患者如何调整剂量和时间，以确保术后能够继续服用。

（6）术前检查与准备

术前，患者需要进行一系列检查，如血常规、尿常规、心电图等。这些检查有助于医生评估患者的身体状况，确保手术的安全性。同时，医护人员还应为患者准备必要的手术用品，如敷料、纱布等。在术前准备过程中，患者应积极配合医生的要求，按时完成各项检查。

中耳癌的手术治疗虽然充满挑战，但术前的精心护理可以为患者提供有力的支持。心理护理、健康宣教、饮食护理、皮肤准备、药物管理和术前检查与准备都是术前护理的重要环节。通过这些护理措施的实施，我们能够为中耳癌患者创造一个安全、舒适的治疗环境，帮助他们顺利度过手术期。让我们共同努力，为患者的生命健康保驾护航。

2.术后护理

（1）颅内压的观察及护理

中耳癌病人术后可能会出现脑膜炎、颅内出血、脑疝等颅内并发症，因此，术后必须严密观察病人是否出现颅内压增高的临床表现，并采取相应的措施进行处理，以保证病人的顺利康复。

对策如下：

①观察病人有无恶心、呕吐、剧烈头痛、视盘水肿等颅内压增高的临床表现。

②严密观察病人的神志变化，瞳孔、肢体活动情况，生命体征的变化，以及有无回答问题不切题现象发生。

③遵医嘱按时应用20％甘露醇等降低颅内压药物，采用支持疗法，保持水电解质平衡。

（2）口腔清洁的持续维护

中耳癌病人因术前已存在面瘫或术后出现面瘫，加之张口受限、恶心、呕吐等，自己不能较好地进行口腔清洁。而口腔清洁与病人的康复息息相关。良好的口腔护理可以促进病人的康复。

对策如下：

①对中耳癌术后病人给予常规口腔护理，早晚各1次。

②进餐后协助病人以漱口液含漱，3～4次/天。

③对张口受限、漱口困难的病人，必要时给予生理盐水加漱口液行口腔冲洗。口腔冲洗时注意操作应轻柔，避免损伤病人的口腔黏膜及牙龈。边冲洗边吸

引，及时吸净口腔内液体，冲洗液应避开舌根及咽后壁，以免病人发生误吸及呛咳等不适。

（3）脑脊液漏的预防及处理

由于中耳癌使中耳及周围组织结构的破坏，再加上手术的机械性损伤，术后病人可能会出现脑脊液漏，如未及时发现及处理，将会严重影响病人的康复。因此，医护人员术中应规范操作，减少组织损伤，预防脑脊液漏的发生；术后密切观察有无脑脊液漏的症状，发现异常及时采取积极的干预措施。

对策如下：

①脑脊液漏的预防。在手术过程中，医生应注意封闭无效腔，减张缝合，保留皮瓣血供，避免"T"形连接，以预防脑脊液漏的发生。

②脑脊液漏的观察。注意观察术侧伤口有无无色透明液体外流；鼻腔是否有清水样涕流出；是否有异样反复呛咳；引流液清亮或血性引流液消失后是否持续出现少量非组织渗液样无色透明液体；在胸腹压增加的状态下，上述液体是否增速流出。

③发生脑脊液漏的处理。病人应绝对卧床休息，床头抬高20°~30°，借助脑组织重力作用压闭漏口，减轻脑脊液流出。保持鼻腔和外耳道清洁，禁止冲洗、填塞、滴药，更不可经鼻腔吸痰。叮嘱病人勿用力咳嗽、打喷嚏、擤鼻，以防逆行感染及影响漏口的愈合。密切观察脑脊液的量和流速，加强抗感染治疗。

（四）健康教育

1.疾病知识教育

中耳癌是一种恶性肿瘤，早期症状可能不明显，因此患者需要了解疾病的相关知识，如发病原因、临床表现、治疗方法等。这样可以帮助患者更好地认识疾病，提高治疗依从性。

2.生活方式教育

戒烟戒酒是预防和治疗中耳癌的重要措施之一。患者需要养成良好的生活习惯，如合理饮食、适当运动等，以提高身体抵抗力，预防疾病的发生。同时，患者还需要注意个人卫生，保持手术区域的清洁干燥。

3.心理疏导教育

中耳癌的治疗过程可能比较漫长，患者容易出现焦虑、抑郁等心理问题。因此，医护人员需要及时对患者进行心理疏导教育，帮助患者正确面对疾病，保持良好的心态，积极配合治疗。

　　总之，中耳癌手术护理和健康教育对于患者的康复至关重要。患者需要积极面对疾病，做好术前准备，术后注意观察伤口恢复情况并保持良好心态。同时，医护人员也需要给予患者充分的关爱和支持，帮助患者顺利度过治疗期。

第二章 鼻部疾病的诊疗与护理

第一节 鼻骨及鼻窦骨折的诊疗与护理

一、临床表现

鼻骨骨折是人体最为常见的骨折，约占耳鼻喉科外伤疾病的50%。外鼻位于面部中央的最高点，表面凸起，光滑，鼻骨上部坚固，下部宽而薄，易为外力所伤，发生骨折。鼻骨骨折可单独发生，也可合并鼻中隔骨折、软骨脱位、面部畸形、眼眶骨折等，导致相应部位结构和功能的异常。常见的导致鼻骨骨折的原因有鼻部遭受拳击、运动外伤、个人意外和交通事故等。主要表现为局部疼痛、鼻出血、鼻部肿胀、鼻梁歪斜、鼻背塌陷和畸形以及鼻塞等，合并眶骨、颅底骨折时可出现视力下降、脑脊液漏等症状。

颜面软组织发生挫裂伤时，易发生鼻窦骨折。鼻窦骨折可发生于单个或多个鼻窦，常同时伴有眼眶、颅底或脑的损伤。前组鼻窦骨折多与颌面部创伤同时发生，后组鼻窦骨折多与颅底外伤同时存在。鼻窦骨折通常都有出血、骨折处压痛、淤血、肿胀、鼻通气受阻及头痛等临床表现。鼻窦骨折可伴随眶骨骨折而出现复视、眼球移位、眶内积血、视力下降等症状。

二、诊断方法

（1）病史和体格检查。医生会询问患者受伤时的具体情况，包括受伤方式、受伤部位和时间。然后进行全面的体格检查，包括面部、鼻部和头部的检查。医生会观察鼻部形态、有无塌陷、鼻梁歪斜等，同时会检查鼻窦区域是否有压痛、肿胀或异常移动。

（2）X光检查。对于怀疑有鼻骨或鼻窦骨折的患者，通常会进行X光检查以确认诊断。X光可以显示鼻骨和鼻窦的结构变形和移位。

（3）CT扫描。对于怀疑有复杂骨折或存在鼻窦内部结构损伤的患者，CT扫描是更好的选择。CT可以提供更详细的鼻骨和鼻窦结构信息，包括骨折线的位置和范围，以及鼻窦内部的炎症情况。

（4）磁共振成像（MRI）。MRI在鼻骨和鼻窦骨折的诊断中并不常用，但在某些特殊情况下，如怀疑存在脑脊液漏时，MRI可以帮助进一步评估。

当怀疑有鼻骨及鼻窦骨折时，应尽快就医寻求专业医生的帮助，以确定骨折的具体情况并制定相应的治疗计划。通常，治疗包括复位固定鼻骨、消炎止痛以及处理相应鼻窦炎症等。通过正确的诊断和治疗，大多数鼻骨及鼻窦骨折患者可以获得良好的预后。

三、手术治疗

（一）治疗原理

鼻骨及鼻窦骨折是常见的面部外伤，通常会导致鼻部畸形和功能障碍。对于这类骨折，手术治疗的主要目的是恢复鼻部的外形和功能。手术过程中，医生会使用特殊的工具和设备，如微型剪、剥离子和微型钢板，以精确复位骨折部位，并固定在适当的位置。此外，医生还会根据需要植入适当的填充物，如自体组织、人工替代材料或生物材料，以帮助骨折部位愈合。

（二）手术适应证

手术治疗鼻骨及鼻窦骨折的适应证主要包括：

（1）明显的鼻部畸形：包括鼻梁塌陷、鼻翼扇动、鼻孔变形等。

（2）严重功能障碍：包括呼吸障碍、鼻腔出血、嗅觉丧失等。

（3）患者对非手术治疗不满意：一些患者可能对非手术治疗（如鼻夹板固定）的效果不满意，或者在受伤后的短时间内没有得到适当的治疗，导致骨折部位发生移位。

需要注意的是，手术适应证的选择取决于医生的评估，包括患者的具体情况、骨折的类型和程度等。有些患者可能只需要非手术治疗就能取得良好的效果，而另一些患者可能需要手术才能恢复鼻部的正常功能和外形。

（三）手术风险与注意事项

手术治疗鼻骨及鼻窦骨折可能存在一定的风险和并发症，包括但不限于：感染、出血、神经损伤、鼻翼翕动加剧、疤痕形成等。为了降低这些风险，患者在进行手术前应与医生充分沟通，了解手术的预期效果和可能的风险。同时，患者应遵循医生的建议，保持良好的生活习惯，如充足的睡眠、健康的饮食和适量的运动，以助于身体恢复。

此外，患者在手术后应遵循医生的指示，按时服用药物、定期复查，并避免剧烈运动或过度劳累，以防骨折部位移位或感染。患者在恢复期间应避免擤鼻涕、打喷嚏或用劲咳嗽，以免对手术部位造成额外压力。

总之，手术治疗鼻骨及鼻窦骨折是一个需要谨慎对待的过程，患者应充分了解手术的风险和注意事项，并与医生密切合作，以达到最佳的治疗效果。

四、鼻骨及鼻窦骨折手术护理

（一）护理评估

在进行鼻骨及鼻窦骨折手术护理前，必须对患者的具体情况进行评估。这些评估应包括以下几个方面：

（1）身体状况。观察患者的呼吸、循环和生命体征是否稳定。在手术前，确保患者的血压、心率等指标在正常范围内。

（2）受伤情况。了解患者的鼻骨和鼻窦受伤程度，包括骨折位置、范围和移位情况。这些信息将有助于手术方案的制定和手术过程中的操作。

（3）术前准备。确保患者已完成必要的术前检查，如血常规、凝血功能、心电图等。此外，应告知患者手术的风险和可能发生的并发症，以便患者做好心理准备。

（4）生活习惯。了解患者的生活习惯，如是否吸烟、饮酒等，这些因素可能影响手术效果和术后恢复。

（二）护理目标

鼻骨及鼻窦骨折手术的护理目标主要包括以下几个方面：

（1）确保患者生命体征稳定，顺利度过手术期。

（2）确保手术部位得到适当的保护，防止感染和血肿等并发症。

（3）帮助患者恢复正常的呼吸和嗅觉功能，提高生活质量。

（4）指导患者进行正确的术后康复训练，促进术后恢复。

（5）确保患者充分了解手术风险和可能发生的并发症，增强患者的信心和依从性。

在实施护理措施时，护士应密切关注患者的病情变化，及时调整护理方案。同时，应与患者保持沟通，给予心理支持和关爱，帮助患者度过手术期。只有通过全面的护理评估和明确的护理目标，才能确保患者得到最佳的护理服务，促进术后恢复。

（三）护理措施

1.术前护理

（1）疼痛的评估及护理

鼻骨骨折多由暴力直接引起，损伤后导致乳酸、5—羟色胺、组胺和血浆缓激肽等致痛物质的释放，刺激游离神经末梢而引起疼痛，因此受伤后局部疼痛是最常见的症状。

对策如下：

第一，使用NRS疼痛评分法准确评估病人疼痛的程度、性质，并观察疼痛的部位、范围，向病人解释疼痛的原因，告知病人疼痛可能持续的时间。给予心理护理，缓解病人的不良情绪。

第二，当疼痛评分≥4分时，在排除颅内损伤后遵医嘱使用镇痛药物，并密切观察药效及有无不良反应。

第三，根据病人受伤的时间，给予正确的冷热敷。受伤24小时内进行冷敷，24小时后进行热敷，减轻组织肿胀引起的疼痛。

第四，协助病人取半卧位休息，有利于呼吸，以减轻鼻面部充血肿胀引起的疼痛。

第五，注意保护鼻面部，避免再次受到外力及物品碰撞，不要压迫或推揉鼻部，暂停佩戴眼镜。

第六，指导病人采用看书、听音乐等方法来转移注意力，减轻疼痛。

（2）心理状态的评估及护理

鼻骨及鼻窦骨折大多因突发的外伤引起，病人无心理准备，且伤势较为严重，同时由于骨折造成病人的鼻面部畸形及功能障碍，对病人的身体、心理及社会适应能力产生巨大的影响。病人的治疗愿望迫切，如沟通不到位容易造成医疗纠纷。因此要求护士不仅应具备丰富的专业知识和专业技能，而且应具有高度的同情心和责任感，随时了解病人的心理状态。

对策如下：

第一，鼻外伤病人大多是急诊入院，由于鼻突出于面部，周围血管丰富，受伤后极易引起鼻梁塌陷、偏斜及出血，给病人及家属带来紧张、恐惧心理。护士应沉着冷静，迅速将病人安置在安静舒适的环境中。

第二，入院后及时完成护理评估，通过与病人交谈，着重了解病人的情绪是否稳定，病人对疾病的认知程度、对治疗的期望，引导病人正确认识疾病。

第三，安抚病人及家属，缓解其紧张、恐惧等不良情绪，使其保持情绪稳定。

第四，向病人解释鼻骨骨折复位手术的术前准备、手术方式及术后相关注意事项，使病人了解病情，积极配合治疗。

（3）眼部症状的观察及护理

鼻窦骨折较为复杂，前组鼻窦外伤多与颌面部创伤同时发生，后组鼻窦骨折多与颅底外伤同时存在。鼻窦上临颅脑，旁邻眼眶，严重的鼻窦骨折可出现脑部、眼部症状。筛窦骨折有可能损伤视神经，导致视力下降或消失。上颌窦骨折可引起一系列眼部症状，包括眼球内陷、复视、视力减退及内眼外伤性改变（晶状体脱位、玻璃体积血等）。因此收治鼻骨及鼻窦骨折病人时，护士不仅要积极了解受伤的具体部位，而且要关注病人的视力及眼部体征变化，发现异常及时通知医生。

对策如下：

（1）与医生及时沟通，了解病人的病情、损伤的部位、可能出现的眼部症状。

（2）观察眶周有无青紫、眼睑有无肿胀、眶内有无渗血、眼球运动有无异常，观察有无复视、视力改变及瞳孔形状、大小、对光反射的变化等。

（3）眶周青紫、眼睑肿胀的病人伤后24小时内冰敷眼部，起到减少渗出、消肿止痛的作用。必要时遵医嘱眶内滴入抗生素眼药水消炎止痛，夜间睡前使用眼膏。

（4）对于合并视神经管骨折的病人，应重视观察患侧视力和视野变化、瞳孔对光反射等。

（5）对于视力明显下降的病人，应重视安全管理，嘱其卧床休息，使用床挡防止跌倒、坠床的发生。

2.术后护理

（1）鼻腔继发性出血的观察及护理

鼻骨骨折复位手术是鼻骨整形手术中比较常见的一种，它通过手术的方式修复受损的鼻骨，手术伤口小，操作简便。术后在抽取鼻腔填塞物的过程中可能将伤口处血痂撕脱，或活动不当时易出现继发性出血。

对策如下：

第一，观察鼻腔填塞物有无松脱，嘱病人勿自行抽出鼻腔填塞物，勿用力咳嗽、擤鼻及打喷嚏。鼻腔填塞期间遵医嘱正确使用清鱼肝油滴鼻剂滴鼻。

第二，观察鼻腔的渗血情况及口中分泌物的颜色、性质及量。术后鼻腔有少许渗血属正常情况，可给予间断鼻额部冷敷。若术后病人鼻腔血性分泌物增多或呈鲜红色，应嘱病人捏紧鼻翼吐出口中分泌物，并立即通知医生，给予止血处理。

第三，嘱病人进食清淡温凉饮食，忌过硬、过热食物，保持大便通畅。1个月内避免体育运动尤其是剧烈运动，避免鼻腔出现继发性出血。

第四，抽取鼻腔填塞物后，病人鼻腔有少许渗血时，指导病人安静休息，予鼻额部冷敷。若病人鼻腔出血量较多，应观察病人生命体征，特别是血压、脉搏的变化。遵医嘱使用止血药物，并观察药效及有无不良反应。如病人出现面色苍白、表情淡漠、血压下降、脉搏细速，应立即让其取平卧位，建立静脉双通道，快速补液，交叉配血、输血，必要时行手术探查止血术。

（2）鼻骨复位后自我保护的知识宣教

发生鼻骨骨折后，病人多有鼻塌陷畸形，鼻骨复位应在伤后组织肿胀发生之前2～3小时内进行，这样不仅复位准确，而且有利于早期愈合。若肿胀明显，可待肿胀消退后10日内再行手术复位。鼻骨复位术后需行鼻腔填塞固定以支撑鼻骨，填塞时松紧要适宜，术后注意保护鼻部，保持鼻腔填塞的有效性，以达到良好的治疗效果。

对策如下：

第一，告知病人鼻腔填塞物一般在术后2～3天取出，最长者可能需要填塞1

周，对于粉碎性、复合性鼻骨骨折填塞时间不超过2周。

第二，填塞期间观察鼻腔填塞物有无松脱，嘱病人不可自行抽出鼻腔填塞物，避免剧烈咳嗽及打喷嚏使鼻腔填塞物松脱。

第三，告知病人术后2周内避免鼻部受压，暂不要戴眼镜。嘱病人不可用力挤压鼻部，避免剧烈运动，避免揉鼻、擤鼻等动作。

第四，填塞期间遵医嘱使用抗生素抗感染治疗，清鱼肝油滴鼻保持鼻腔湿润。

第五，鼻腔填塞物取出后观察外鼻形态有无畸形，鼻腔通气情况，有疑问时向医生咨询。

（四）健康教育

（1）术后康复知识。向患者讲解术后康复的重要性，告知其如何正确使用鼻夹、冷敷等辅助工具，以促进伤口愈合和鼻部形态恢复。

（2）预防再次受伤。提醒患者在术后一段时间内避免剧烈运动和对抗性较强的活动，以防止鼻部再次受伤。

（3）定期复查。告知患者定期到医院进行复查的重要性，以便医生了解术后恢复情况，及时处理可能出现的问题。

（4）自我护理知识。向患者传授正确的自我护理方法，如保持鼻腔清洁、避免用力擤鼻涕等。同时，告知患者术后可能出现的症状及处理方法，以应对可能出现的不适。

总之，鼻骨及鼻窦骨折手术护理需要细致、周到的护理措施，包括心理护理、术前准备、术后体位、疼痛护理、观察病情、引流管护理、饮食护理和康复锻炼等方面。同时，针对患者实际情况进行健康教育，如术后康复知识、预防再次受伤、定期复查和自我护理知识等，以提高患者的生活质量。

第二节　鼻源性眶内并发症的诊疗与护理

一、临床表现

鼻窦与眼眶相邻，仅一骨板之隔，骨板菲薄，且鼻眶之间有血管神经的自然通道，急、慢性鼻窦炎均可引起鼻源性眶内并发症（intra orbital complications of sinusitis），包括眶内炎性水肿、眶壁骨膜下脓肿、眶内蜂窝织炎、眶内脓肿、球后视神经炎，可通过海绵窦发展为颅内并发症。其临床表现为眶周胀痛、跳痛，伴皮肤红、肿、热、痛。其常见的病因为鼻窦引流障碍、鼻窦外伤或手术损伤累及相关眶壁、机体免疫力降低等。

鼻源性的眶内并发症是一种较为罕见的眼眶疾病，主要由于鼻窦感染引起的炎症蔓延至眼眶内所致。其临床表现主要包括眼部症状和鼻部症状。眼部症状包括眼球疼痛、眼球运动受限、视力下降等，而鼻部症状则可能表现为鼻塞、流涕、头痛等。严重的并发症还可能出现眼睑水肿、视力丧失等症状。

二、诊断方法

鼻源性眶内并发症的诊断主要依赖于临床医生的观察和检查。以下是几种常用的诊断方法：

（1）症状询问。了解患者的病史，包括鼻部和眼部症状的严重程度和出现时间，以及是否伴随其他相关症状，如头痛、发热等。

（2）眼部检查。包括眼球运动、视力、眼压等常规眼科检查，以确定是否有眼球运动受限、视力下降、眼睑水肿等症状。

（3）鼻部检查。通过鼻腔镜检查，观察鼻腔内部的情况，如鼻窦炎症的程度和范围，以及是否有脓液流出等。

（4）X光片和CT扫描。这些影像学检查可以帮助医生了解眼眶内炎症的程度和范围，以及与周围结构的关系。

（5）实验室检查。如血常规、C反应蛋白等，可以帮助评估全身炎症程度，提供诊断依据。

三、手术治疗

（一）治疗原理

鼻源性眶内并发症，如鼻窦炎、鼻息肉等，常常需要进行手术治疗。手术的原理主要是通过清除病变组织，开放鼻窦开口，引流鼻窦分泌物，从而达到治疗目的。手术过程中，医生会根据患者的具体情况，选择不同的手术方法，如脓肿切开引流术、视神经减压术等。

（二）手术适应证

手术适应证主要包括以下几点：

（1）鼻窦炎症状持续不减，严重影响生活质量；

（2）鼻窦炎合并鼻息肉，导致鼻腔堵塞、流脓涕等症状；

（3）鼻窦炎合并鼻息肉，引起鼻窦炎反复发作；

（4）鼻窦炎合并其他并发症，如眼眶感染、颅内感染等；

（5）患者有强烈意愿要求手术治疗。

（三）手术风险与注意事项

鼻源性眶内并发症手术治疗存在一定的风险，主要包括术中出血、术后感染、鼻腔粘连等。为了降低手术风险，患者需要注意以下几点：

（1）术前进行详细的检查，包括鼻内镜检查、CT扫描等，以了解病变范围和程度；

（2）术后遵医嘱，按时服用抗生素和激素类药物，以预防感染；

（3）术后注意休息，避免剧烈运动和重体力劳动；

（4）术后定期复查，及时处理可能出现的并发症。

此外，患者还需注意饮食清淡，避免辛辣刺激性食物，保持鼻腔清洁卫生，以免影响术后恢复。

总之，鼻源性眶内并发症手术治疗需要综合考虑患者的具体情况和手术风险，选择合适的手术方法，并在术前、术中、术后做好充分的准备和护理，以降低并发症的发生率，提高手术成功率。

四、鼻源性眶内并发症的护理

（一）术前护理

（1）心理护理。患者对手术有不同程度的恐惧和焦虑，应给予关心和支持，告知手术相关知识、方法及注意事项，以消除其紧张情绪，使其积极配合治疗。

（2）术前准备。术前进行常规检查，如血常规、凝血功能、心电图等，了解患者身体状况。根据病情选择合适的手术方式。术前3天开始进行鼻腔清洗，以减少术中出血。术前1天剪除鼻毛，清理鼻腔分泌物。术前8小时禁食水，排空大小便。

（二）术后护理

（1）体位与饮食。术后采取半卧位，以减少头部充血，减轻疼痛。术后第一天开始进食，以清淡易消化的半流质饮食为主，逐渐过渡到普通饮食。

（2）观察病情。密切观察患者的生命体征、神志及瞳孔变化，注意伤口有无渗血及感染征象。如有异常情况，应及时报告医生进行处理。

（3）鼻腔护理。术后需定期清洗鼻腔，保持鼻腔通畅，以利于伤口愈合。可使用生理盐水清洗鼻腔，清洗时动作要轻柔，避免损伤伤口。

（4）眼部护理。对于鼻泪管阻塞的患者，术后需注意眼部清洁，避免感染。如有眼部不适，应及时就医。

（5）康复指导。术后应避免剧烈运动和过度劳累，以免影响伤口愈合。同时，应加强营养摄入，多食用高蛋白、高维生素的食物，以促进伤口愈合。

（6）定期复查。患者需定期到医院复查，了解手术效果及伤口愈合情况。如有异常情况，应及时就医。

（三）护理难点及对策

1.急性疼痛的护理

鼻窦与眼眶的解剖关系极为密切。机体免疫力降低、鼻窦引流障碍以及鼻窦外伤、手术损伤相关眶壁、鼻窦感染均可引发眶内并发症，导致病人眶周胀痛、跳痛等不适。护士在临床观察中要正确评估病人疼痛的程度、部位、性质，并给予正确的护理干预，避免因护理观察不到位延误病情，造成病情加重甚至失明等严重后果。

对策如下：

（1）指导病人取半卧位休息，减轻头面部充血肿胀，以缓解疼痛。

（2）评估疼痛的程度。重视病人的主述，鼓励病人充分表达疼痛的感受，了解病人疼痛的程度、部位、性质，并通过病人的表情或NRS疼痛评分法准确进行疼痛评分。遵医嘱使用镇痛药物，但伴有剧烈头痛、恶心、呕吐的病人，要慎用镇静镇痛药物。

（3）炎症早期，给予局部热敷止痛，如炎症波及视神经引起神经性疼痛，则应给予冷敷止痛。

（4）早期足量有效使用抗生素是控制感染的关键。感染得到控制后疼痛便会减轻。抗生素必须根据脓液、引流液细菌培养及药敏结果有针对性地应用，同时给予营养支持治疗，保持水电解质酸碱平衡。

（5）有眶内脓肿形成时，应及早切开排脓，降低眶内压力。减轻疼痛。

（6）保持病室安静，减少探视，减少声光刺激。

2.病人视力的评估及眼部护理

前组鼻窦炎合并眶内并发症可表现为眼睑充血肿胀和压痛，筛窦炎引起者以内眦为重，上颌窦炎引起者以下睑为重，额窦炎引起者则以上睑为重。后组鼻窦炎引起者，则以眶组织深部的炎性症状为主，即视力减退、眼球突出和眼球运动障碍等，眼睑症状多不明显。少数因蝶窦炎引起者可波及视神经孔和眶上裂，此时可出现眶周皮肤麻木、上睑下垂、眼裂缩小、眼肌麻痹、复视甚至失明等症状，称为眶尖综合征。眼球移位是常见的症状，若炎症侵入眼球，可导致视力丧失。责任护士应密切观察病人的眼部症状，做好专科护理。

对策如下：

（1）观察患侧眼睑肿胀程度、眼球活动度、眼睑闭合情况以及瞳孔形状、大小、对光反射的变化等，评估患侧眶周疼痛程度，询问病人的视力情况，每日做好相关护理记录，对比视力及眼部症状的变化，判断视力有无进行性下降。可以将眼球突出和视力下降作为判断病情轻重的依据。

（2）炎症类眶内并发症出现眼睑充血肿胀的病人，早期给予30%～50%的硫酸镁局部热敷，使局部血管扩张，改善血液循环，增加血流量，促进炎性渗出和水肿的吸收，降低末梢神经的兴奋性，减轻疼痛。具体方法：将30%～50%的硫酸镁加热至30～40℃，适度浸湿纱布，敷于眼睑，2次/天，15～20分钟/次。

（3）遵医嘱眶内滴入抗生素眼药水或涂眼膏以消炎止痛。注意操作时严格遵守无菌技术规范，每次点眼前需严格清洁手部，眼部分泌物多的病人，滴眼药前先用0.9%氯化钠溶液无菌棉签擦去分泌物。眼膏宜在夜间睡前使用，以利于膏药充分吸收。

（4）眼球外突的病人，使用0.9%氯化钠溶液纱布覆盖或戴护眼罩，以保护角膜。

（5）注意保护眼部，不要用手搓揉眼部，避免外力碰撞或异物刺入。

（6）有复视、视力下降明显或失明的病人，要有专人照护，防止跌倒、坠床、烫伤等意外事件发生。

3.病人心理状态的评估及干预

病人因眼痛、眼睑肿胀、眼球突出、视力下降、生活自理能力降低等问题，容易产生恐惧、焦虑、烦躁等不良情绪，影响睡眠、食欲。同时病人缺乏疾病的治疗及预防保健知识，往往会担心疾病的预后，恐惧视力丧失。因此护士应鼓励病人表达自身感受，教会其自我放松的方法，减轻焦虑、恐惧心理。

对策如下：

（1）应用心理评估量表，评估病人的焦虑、抑郁情况。

（2）了解病人对疾病的认知程度、压力应对能力，有针对性地给予心理护理，最大限度地消除病人不良情绪。

（3）鼓励家属向病人提供情感支持。

（4）加强巡视，做好护患沟通，建立良好的信任关系，使病人积极配合治疗及护理。

（5）为病人提供优质护理服务，满足病人住院期间的合理要求，加速疾病康复。

（6）根据病情需要，24小时留陪护1人。

4.病人安全状态评估及护理

近年来，病人的安全已成为世界各国医院质量管理的焦点问题，因为病人的安全关系到医疗、护理质量，疾病的预后及医院的信誉。鼻源性眶内并发症的病人因眶内疼痛、视力下降，生活自理能力降低，有发生跌倒、坠床、烫伤等安全事件的风险。如何做好病人安全管理，确保病人和医务人员的安全，是护士需要重视的问题。

对策如下：

（1）入院后对病人进行全面的入院评估，包括生理、心理、健康史、病情等，了解病人目前的身体状况、心理健康状态。

（2）针对病人的病情准确评估有无跌倒风险、有无自理能力缺陷，分析病人可能存在的安全风险，制订个性化的护理计划。

（3）评估病人有无视物不清，根据评估结果为病人提供安全的，可预防跌倒、坠床的诊疗环境。

①保持室内光线充足，恰当使用夜间照明设施。

②保持护理单元地面清洁干燥，及时清除水渍、污垢及行走途中的障碍物等。

③将常用物品置于病人易取放处，必要时协助病人大小便。

④应及时排除或尽量减少环境中的跌倒、坠床隐患，并恰当设置警示标志，

提示跌倒、坠床风险。

（5）跌倒、坠床高风险的病人床头、腕带均粘贴预防跌倒、坠床的警示标识。

（6）病人病情变化时及时进行相应危险因素的评估，并做好护理记录。

（7）跌倒、坠床高风险的病人应严格交接班。

总之，鼻源性眶内并发症手术护理对于患者的康复至关重要。在术前和术后，医护人员应做好充分的准备工作和护理措施，以保障患者的安全和健康。同时，患者也应积极配合医护人员的指导，遵循医嘱，按时复查，以达到最佳的治疗效果。

（四）健康教育

（1）正确认识鼻源性疾病。了解鼻源性疾病的基本症状和可能的并发症，及时就医并遵循医生的建议进行治疗。

（2）预防鼻源性眶内并发症。保持鼻腔清洁，避免过度挖鼻或用力擤鼻；避免接触过敏原，如花粉、动物毛发等；加强锻炼，增强身体抵抗力。

（3）及时就医。一旦出现鼻部周围组织肿胀、视力下降、听力问题等鼻源性眶内并发症的症状，应立即就医。

（4）生活习惯调整。保持良好的生活习惯，如充足的睡眠，清淡的饮食，减少烟酒摄入等。

第三节　鼻中隔偏曲的诊疗与护理

一、临床表现

凡是鼻中隔的上下或前后径偏离矢状面，向一侧或两侧偏曲，或者局部形成突起引起鼻腔功能障碍者，称为鼻中隔偏曲。偏曲的鼻中隔可以呈现各种形状如"C"形、"S"形偏曲，如呈尖锥样突起，则称棘突，如呈由前向后的条形山峰样突起，则称嵴突（ridge）。也可以呈多种复杂的混合形态。

单纯性鼻中隔偏曲绝大多数是鼻中隔的骨和软骨发育不均衡所致。继发性鼻中隔偏曲主要是鼻中隔外伤、鼻内肿瘤或异物压迫鼻中隔以及儿童腺样体肥大、硬腭高拱限制了鼻中隔发育等原因所致。

鼻中隔偏曲是一种常见的鼻部疾病，主要表现为鼻中隔的形态异常，偏离中线方向，引起一系列症状。

（1）鼻塞。鼻中隔偏曲会导致鼻腔气道变窄，从而引发鼻塞。尤其是在运动或天气变热时，症状会更加明显。

（2）头痛。鼻中隔偏曲可能导致鼻窦开口引流受阻，引发鼻窦炎，从而导致反射性头痛。头痛的位置通常与偏曲的鼻中隔对应。

（3）鼻出血。由于鼻中隔偏曲可能使鼻腔黏膜干燥，容易引起鼻出血。

（4）嗅觉障碍。鼻中隔偏曲可能影响嗅觉神经的传导，导致嗅觉障碍。

二、诊断方法

鼻中隔偏曲的诊断主要依赖于临床观察和相关检查。

（1）症状询问。医生会详细询问患者关于鼻塞、头痛、鼻出血和嗅觉障碍等鼻部症状的病史。

（2）视诊。通过观察患者的面部外观和鼻腔结构，医生可以初步判断是否存在鼻中隔偏曲。

（3）鼻腔镜检查。鼻腔镜检查是诊断鼻中隔偏曲的重要手段。通过鼻腔镜检查，医生可以观察到偏曲的鼻中隔，以及与之相关的鼻腔结构的变化。

（4）影像学检查。对于复杂的鼻中隔偏曲病例，医生可能会建议进行影像学检查，如CT扫描，以更全面地了解鼻中隔和周围结构的关系。

（5）生理功能检查。对于有头痛症状的患者，医生可能会进行脑电图或其他相关检查，以排除其他可能引起头痛的疾病。

总之，鼻中隔偏曲的临床表现多样，包括鼻塞、头痛、鼻出血和嗅觉障碍等。诊断该病主要依赖于症状询问、视诊、鼻腔镜检查和影像学检查等手段。通过综合评估患者的症状和检查结果，医生可以确诊并制定相应的治疗方案。

三、手术治疗

（一）治疗原理

鼻中隔偏曲是一种常见的鼻部疾病，主要症状包括鼻塞、头痛、鼻出血等。手术治疗鼻中隔偏曲的原理是通过切除偏曲的部分鼻中隔，使鼻部恢复正常解剖结构，从而消除症状。手术过程中，医生会使用特殊工具，如鼻内窥镜和手术器械，通过鼻腔进入鼻部，进行精细操作。

（二）手术适应证

手术适应证主要包括：

（1）鼻塞严重，影响日常生活和睡眠；

（2）头痛明显，影响工作和学习；

（3）鼻出血频繁，无法通过药物治疗；

（4）鼻中隔偏曲导致鼻窦炎或分泌性中耳炎等并发症；

（5）患者自身要求手术治疗。

一般来说，对于青少年和儿童，如果鼻中隔偏曲严重，影响呼吸和生长发育，也建议手术治疗。但手术适应证因人而异，具体还需根据患者症状、体征、影像学检查等进行综合评估。

针对鼻中隔偏曲最好的治疗方法是在鼻内镜下行鼻中隔矫正术。

（三）手术风险与注意事项

手术治疗鼻中隔偏曲的风险主要包括：

（1）出血。手术过程中可能发生出血，但通常可以及时处理。

（2）感染。手术过程中可能发生感染，因此手术前需要进行严格的消毒工作，手术后需要遵医嘱进行抗感染治疗。

（3）鼻梁塌陷。手术后可能出现鼻梁塌陷的情况，但这种情况通常会在一段时间内恢复。

（4）神经损伤。手术过程中可能损伤到鼻部神经，导致感觉异常或鼻部功能受损。但大多数情况下，损伤可以恢复。

在手术前，患者需要注意以下几点：

（1）充分了解手术相关知识，积极配合医生。

（2）术前进行充分准备，包括洗鼻、停用某些药物等。

（3）保持良好心态，放松心情。

（4）术后按照医生要求按时服药、复查等。

此外，手术后需要注意以下几点：

（1）注意休息，避免剧烈运动。

（2）保持鼻腔清洁，避免用力擤鼻。

（3）按照医生要求使用抗生素或其他药物，预防感染。

（4）定期到医院复查，了解恢复情况。

总之，手术治疗鼻中隔偏曲需要在专业医生指导下进行，患者需要充分了解手术相关知识，积极配合手术，术后也需要按照医生要求进行护理和复查。

四、鼻中隔偏曲的护理

（一）护理评估

在进行鼻中隔偏曲手术前，我们需要对患者的身体状况进行全面的评估。评估内容包括但不限于：

（1）患者的年龄、身体状况、是否患有其他疾病等。

（2）鼻中隔偏曲的程度和位置，以及是否影响到患者的呼吸、嗅觉等功能。

（3）患者对手术的认知程度和心理状态，以及是否需要心理疏导。

（二）护理目标

（1）确保患者在手术前身体状况良好，能够承受手术的创伤。

（2）帮助患者了解手术相关知识，消除恐惧和焦虑情绪，积极配合手术。

（3）术后能够正确使用鼻腔护理用品，预防感染和出血，促进伤口愈合。

（4）定期监测患者生命体征，确保手术效果和患者安全。

（5）帮助患者恢复正常的生活和工作，提高生活质量。

（三）护理措施

1.术前护理

鼻塞为鼻中隔偏曲最常见的症状。由于"C"形偏曲或嵴突引起同侧鼻腔堵塞，对侧鼻腔长期承担主要通气功能，使鼻腔黏膜持续处于充血状态而出现下鼻甲代偿性肥大，进而出现双侧鼻塞。"S"形偏曲多为双侧鼻塞。鼻塞可造成病人嗅觉减退、头昏、头痛、睡眠质量差等症状。术前评估病人鼻腔通气状况，了解鼻塞给病人带来的不适感，减轻病人症状，提供优质护理服务是护理工作的重点。

对策如下：

（1）评估病人鼻腔通气情况，如询问病人鼻塞的部位，鼻塞的严重程度，有无头昏、头痛症状，是否影响夜间睡眠等。

（2）鼻腔通气功能检测。通过鼻阻力检测仪、鼻呼吸量检测仪均能客观分析出鼻腔的通气状况，判断病人的主观症状是否与仪器检测结果一致，有利于医生制订手术方案。

（3）对于因鼻中隔偏曲引起的鼻腔黏膜充血肿胀而导致的鼻塞，可遵医嘱使用鼻腔减充血剂，以减轻鼻腔黏膜肿胀，改善鼻腔通气状况，同时减轻病人头部疼痛症状。

（4）对于因严重鼻塞影响夜间睡眠的病人，可给予经鼻导管低流量吸氧，减轻缺氧症状，促进睡眠。

2.术后护理

（1）鼻腔填塞后舒适度的评估及护理干预

鼻中隔偏曲矫正术切除鼻部少量软骨及骨，术后为保持鼻中隔矫正后的位置，减少伤口出血，双鼻腔用可降解纳吸棉或膨胀海绵、止血纱条填塞48～72小时，病人因鼻腔填塞而出现鼻部、头部胀痛，口咽干燥等不适症状，同时因为血性分泌物的刺激，导致口腔异味。因此护士应准确评估病人病情，了解疼痛不适的原因，给予相应的护理。

对策如下：

①观察病人鼻腔渗血情况，嘱病人及时吐出口中分泌物，避免血性分泌物刺激口腔黏膜造成口腔不适或异味。

②全麻清醒后病人即取半卧位休息，以减轻鼻腔填塞后造成的鼻额部胀痛，间断给予鼻额部冷敷，减轻疼痛不适。

③重视病人的主述，鼓励病人充分表达疼痛的感受，并通过疼痛评估工具准确进行疼痛评分，根据疼痛评分遵医嘱规范使用镇痛药物，并观察药效和不良反应。必要时可安置镇痛泵，做到超前镇痛。

④向病人介绍鼻腔填塞的必要性，告知鼻腔填塞的时间，观察鼻腔填塞物的松紧度，嘱咐病人勿自行取出鼻腔填塞物，勿用力咳嗽及打喷嚏，防止填塞物松动、脱落。

⑤指导病人进食温凉软食，勿进食过硬食物，避免因过度咀嚼加重牙痛或鼻额部胀痛。

⑥鼻腔填塞期间正确使用清鱼肝油滴鼻剂滴鼻。白天可间隔2小时滴鼻一次，增加鼻腔的湿润度，避免因鱼肝油使用剂量不足造成鼻腔干燥。如鼻腔置入

鼻中隔夹板，注意鱼肝油应从鼻中隔夹板与鼻腔黏膜之间的缝隙滴入。

⑦鼻腔填塞期间经口呼吸易造成咽干不适，嘱病人多次少量饮水，进食时宜取半卧位，避免发生呛咳。口唇干燥者可涂抹唇膏或凡士林软膏，同时用无菌生理盐水浸湿纱布覆盖口唇，减轻口腔不适感。

⑧为病人提供安静、整洁、舒适的病房环境，光线柔和，空气清新，鼓励病人通过听音乐、看书等来缓解紧张、焦虑情绪。

（2）抽取填塞物后鼻腔出血的预防

鼻中隔偏曲矫正术后鼻腔填塞物多为凡士林纱条，将于术后48～72小时分次抽出，在抽取填塞物的过程中有可能将伤口处干痂撕脱，造成伤口出血，或者抽取填塞物后因为病人行为不当导致鼻腔出血。因此抽取填塞物后预防鼻腔出血是护理工作的重点。

对策如下：

①鼻腔填塞物取出后嘱病人尽量卧床休息，保暖，预防上呼吸道感染，术后3个月内不可剧烈运动、做重体力劳动，以免引起鼻腔出血。

②填塞物取出后鼻腔仍存在干燥不适症状，遵医嘱继续使用清鱼肝油滴鼻剂滴鼻，保持鼻腔湿润，嘱病人不可用手挖鼻、用力擤鼻，注意鼻腔卫生。

③鼻腔填塞物取出后饮食宜清淡、温凉，不可进食辛辣刺激、过烫食物，中药类滋补药膳在伤口愈合前都不宜食用。

④保持大便通畅。

⑤注意保护鼻部，避免鼻部发生碰撞。

⑥嘱病人术后洗头沐浴时温度适宜，禁止按摩头部，以免促进头部血液循环引发鼻腔出血。

（四）健康教育

（1）术前半小时更换手术衣裤并排空膀胱，并取下手饰、手表、假牙。

（2）术前剪鼻毛利于清晰术野，减少感染。

（3）全麻手术时术前禁食8小时禁饮4小时。

（4）鼻部手术术后需填塞24~48小时起固定压迫止血作用，禁止自行解除。

（5）正确滴鼻起到消炎及引流分泌物作用。

（6）多进食水分丰富食物如果汁、西瓜等，餐后漱口，饮食勿过烫。

（7）鼻中隔矫正术后一周内禁止擤鼻，拆线术后一周。

（8）禁止挖鼻，保持口腔清洁，正确擤鼻，一侧一侧进行。

（9）术后换药3~4次，至鼻黏膜愈合。

（10）增强体质，避免劳累及烟酒过度。

第四节　变应性鼻炎的诊疗与护理

一、临床表现

变应性鼻炎（allergic rhinitis，AR）是指特应性个体接触变应原后，主要由IgE介导的以炎性介质（主要是组胺）释放为主，有免疫活性细胞和细胞因子等参与的鼻黏膜慢性炎症反应性疾病。本病以鼻痒、阵发性喷嚏、大量水样鼻涕、鼻塞、嗅觉减退、眼结膜充血红肿为临床特征，部分病人伴有下呼吸道症状，如喉痒、胸闷、咳嗽、哮喘发作等。

二、诊断方法

诊断变应性鼻炎的主要方法包括临床特征、过敏原检测和组织病理学检查。

首先，临床特征是最主要的诊断依据。患者通常会在接触过敏原（如花粉、尘螨、海鲜等）后出现一系列症状。医生会根据患者的症状表现，如喷嚏、流清鼻涕、鼻塞和鼻痒等，进行初步诊断。

其次，过敏原检测是诊断变应性鼻炎的重要手段。常见的检测方法包括皮肤点刺试验和血清特异性IgE检测。皮肤点刺试验是在患者的背部或手臂上进行，将常见的过敏原提取液滴在皮肤上，然后观察皮肤反应；血清特异性IgE检测则是通过抽血化验，检测血液中是否存在对过敏原的抗体。

最后，组织病理学检查是诊断变应性鼻炎的辅助手段。通过活检患者的鼻黏膜组织，可以更深入地了解疾病的病理变化。

在临床实践中，结合患者的病史、症状表现和过敏原检测结果，医生通常可以做出准确的诊断。然而，为了确保诊断的准确性，患者可能需要接受多次检查以排除其他可能的疾病。

总的来说，变应性鼻炎的诊断需要结合患者的临床表现、过敏原检测和组织病理学检查等多个方面的信息。了解这些信息有助于我们更好地理解和治疗这种常见的鼻部疾病。

三、外科治疗

（一）治疗原理

变应性鼻炎是一种常见的鼻部疾病，主要由个体对某些物质产生免疫反应引起。传统的治疗方法包括药物治疗和免疫疗法，但近年来，手术逐渐成为治疗该疾病的一种有效手段。变应性鼻炎的手术治疗主要通过以下两个步骤进行：一是消除鼻腔内的变应原，二是减轻或消除鼻黏膜的炎症反应。手术过程中，医生会使用特殊的器械深入鼻腔内部，通过物理或化学方法消除引起过敏反应的物质，同时修复或改善鼻腔的炎症反应。

（二）手术适应证

手术通常被视为治疗严重变应性鼻炎的最后手段。当患者对常规药物治疗和免疫疗法反应不佳，或者疾病严重影响生活质量时，可以考虑手术治疗。此外，如果患者有鼻息肉、鼻中隔偏曲或鼻甲肥大等症状，手术也可能是一种有效的选择。手术适应证还包括对其他治疗方法（如激光手术）效果不佳的患者。然而，手术并非所有变应性鼻炎患者都适用，医生会根据患者的具体情况进行评估。

（三）手术风险与注意事项

尽管手术在变应性鼻炎的治疗中越来越常见，但它仍然存在一定的风险和并发症。最常见的并发症包括术后出血、感染、鼻腔粘连、鼻甲变形等。因此，在决定接受手术前，患者应充分了解手术的风险和可能的影响，并与医生进行详细的沟通。此外，患者在术后需要遵循医生的建议，如定期复诊、保持清洁干燥的环境、避免剧烈运动等。

除了上述风险外，接受手术治疗的变应性鼻炎患者还应注意以下几点：

（1）保持良好的生活习惯：戒烟戒酒，避免熬夜，保持规律的作息时间。

（2）饮食调整：多吃富含维生素和矿物质的蔬菜和水果，避免过度刺激性食物。

（3）预防过敏原：避免接触已知的过敏原，如花粉、宠物毛发等。

（4）定期复查：手术后定期复诊，确保鼻腔恢复情况良好。

（5）遵从医生建议：如有任何不适或疑虑，应及时向医生咨询。

变应性鼻炎的手术治疗是一种有效的治疗方法，主要通过消除鼻腔内的变应原和减轻或消除鼻黏膜的炎症反应来实现。然而，手术存在一定的风险和并发症，患者应在充分了解风险和影响的情况下，与医生进行详细沟通，并遵从医生的建议。在手术前后，患者应注意保持良好的生活习惯、调整饮食、避免接触过敏原、定期复查并遵从医生建议。通过综合治疗和注意事项的实施，患者有望获得更好的治疗效果和生活质量。

（四）手术方法

变应性鼻炎是一种常见的疾病，其特征是对特定过敏原的过度反应。虽然药物治疗在许多情况下非常有效，但在某些情况下，外科治疗可能是一种有效的选择。本节将探讨变应性鼻炎的外科治疗方法。

1.鼻内窥镜手术

鼻内窥镜手术是一种微创手术，通过使用细小的内窥镜和手术器械进行操作。它允许医生在明亮的可视化环境中操作，从而提高了手术的精度和效果。这种手术的优点包括减少手术创伤、减少恢复时间以及提高手术成功率。

2.鼻窦开放术

鼻窦开放术是一种外科手术，用于治疗严重的鼻窦炎。该手术通过打开鼻窦的开口，以改善鼻窦的通气和引流。对于那些对药物治疗反应不佳的鼻窦炎患者，鼻窦开放术可能是一种有效的选择。

3.鼻甲成形术

鼻甲成形术是一种手术，用于治疗鼻甲肥大，这是变应性鼻炎的一种常见并发症。该手术通过缩小肥大的鼻甲，以改善鼻腔的通气。鼻甲成形术通常与鼻内窥镜手术结合进行，以提高治疗效果。

4.免疫疗法

免疫疗法是一种非手术治疗方法，旨在减少变应性鼻炎的症状。该疗法包括使用过敏原提取物进行免疫治疗，旨在通过逐渐增加对过敏原的耐受性来减少症状。免疫疗法通常需要长期治疗，但其在治疗变应性鼻炎方面的有效性已经得到广泛认可。

总结来说，变应性鼻炎的外科治疗有多种选择，包括鼻内窥镜手术、鼻窦开放术、鼻甲成形术和免疫疗法。每种治疗方法都有其独特的优点和适用范围，应根据患者的具体情况和医生的建议来选择适当的治疗方法。虽然外科治疗在某些情况下可能是有效的选择，但患者在决定接受任何外科治疗之前，应咨询专业医生。外科治疗并不能解决所有变应性鼻炎的问题，药物治疗和其他非手术疗法也可能是有用的选择。

最后，我们需要强调的是，大多数变应性鼻炎患者可以通过适当的治疗和管理实现良好的生活质量。对于这类患者来说，寻找合适的治疗方案，积极配合医生的治疗建议，定期复查，保持良好的生活习惯，都是非常重要的。在面对变应性鼻炎时，我们应该保持冷静，寻求专业的医疗建议，以期获得最佳的治疗效果。

四、变应性鼻炎的护理

（一）护理评估

变应性鼻炎是一种常见的过敏性疾病，通常与个体对某些物质（如花粉、尘螨、海鲜等）的敏感性有关。在护理评估过程中，我们需要关注患者的症状表现、过敏原检测结果以及生活习惯等因素。

（1）症状表现。患者可能出现鼻痒、鼻塞、流清鼻涕、喷嚏等典型症状。同时，患者的睡眠质量、工作和生活状态也会受到影响。

（2）过敏原检测。通过过敏原检测，我们可以了解患者的过敏原类型，为后续的预防和护理提供依据。

（3）生活习惯。了解患者的饮食习惯、作息规律、运动情况等，有助于我们判断患者的生活习惯是否有利于疾病的恢复。

在护理评估过程中，我们需要关注患者的心理状态，因为变应性鼻炎可能对患者造成一定的心理压力。我们需要与患者建立良好的沟通，倾听他们的感受，提供必要的心理支持。

（二）护理目标

根据护理评估的结果，我们可以设定以下护理目标：

（1）减轻变应性鼻炎的症状，提高患者的生活质量。

（2）减少过敏原的接触，降低疾病的发作频率。

（3）帮助患者建立健康的生活习惯，提高身体素质。

（4）增强患者对变应性鼻炎的认识和自我管理能力。

（三）护理措施

1.心理评估及护理干预

变应性鼻炎是一种免疫性疾病，会引起多种鼻部症状，如阵发性喷嚏、大量清水样鼻涕及鼻塞、嗅觉减退和头痛等，严重影响病人的生活质量。目前的治疗方法只能控制症状但不能根治，需要病人长期使用药物治疗。这些因素会导致病人产生烦闷、焦虑、抑郁、抗拒等不良情绪，严重影响病人的感知能力和遵医行为。

对策如下：

（1）综合评估病人的心理状态、家庭经济条件、工作学习条件、社会环境等，向病人提供更多的疾病相关知识。

（2）了解病人及家属对治疗的期望值，通过提供疾病预防治疗知识以矫正病人及家属的错误认识，确立适当的期望值。

（3）向家属讲解家庭支持的重要性，鼓励家属多关爱、安慰病人，使其感受到家庭的温暖和支持，增强其战胜疾病的信心，避免产生负面情绪。

（4）对已出现负面情绪的病人，应主动与病人沟通，了解导致问题的原因，采取有针对性的心理护理措施，必要时寻求专业的心理疏导。

2.过敏原检测及护理

变应原是引发变应性鼻炎的主要原因。过敏原检测是临床上常用的查找变应原的方法。过敏原检测包括皮肤点刺试验、血清特异性IgE浓度测试、血清总IgE浓度检测、鼻腔黏膜激发试验等。其中皮肤点刺试验因为操作方便快捷、费用低在临床中广泛使用。

对策如下：

（1）评估病人及家属对变应原的认知水平，有针对性地提供相关知识及信息。

（2）向病人解释过敏原检测的目的、方法、感受、需用时间以及检查前的注意事项等，缓解病人紧张情绪，使其充分接受并配合检查。

（3）严格按操作规程完成护理操作，操作过程中做好病情观察及护理。

（4）皮肤点刺试验后嘱病人出现不适时及时告知医务人员。

（四）健康教育

本病目前尚不能彻底治愈，但通过规范化的综合治疗，病人的各种症状可得到良好控制，并显著改善生活质量。对病人应开展有针对性的健康教育，加强疾病随访管理。

对策如下：

（1）加强常见变应原自我防护的相关知识宣教，嘱病人改善工作和生活环境，注重个人防护，尽量避免接触明确的变应原。

①预防螨尘：定期打扫房间，保持室内清洁卫生。清扫要用湿抹布，养成"湿式作业"的习惯，避免灰尘扬起，清洁时最好戴上防护面罩，避开烟尘多的环境。勤晒被褥，勤换勤洗床单被罩，最好不要养花草和宠物，保持个人卫生。

②避开花粉：花粉飘散季节白天尽可能少待在室外，尤其是每日花粉指数高的时间，如晴天时的傍晚。花粉飘散季节不要在室外晾晒衣物，尽可能在屋内晾干衣服（用干衣机更好），以免衣服、被单、床单等沾染花粉。因花粉飘散季节比较固定，可提前半个月左右使用抗过敏药物减轻或避免接触后过敏发作。

③预防霉菌：保持室内通风干燥，可使用除湿机，保持室内湿度在50%左右。室内和阳台尽量不要摆放盆栽，因为土壤里也可能滋生大量霉菌。洗澡和烹饪时使用通气扇通风和除湿，尽量避免在室内游泳池、蒸汽浴室、温室花房和枯草较多的地方逗留。

（2）保持鼻部卫生，不要用手用力搓揉鼻部，掌握正确的擤鼻方法。

（3）养成良好的生活习惯，饮食规律，忌烟酒，少食辛辣刺激性食物。注意保暖，预防上呼吸道感染，减少诱发因素。

（4）保持心情愉快，注意劳逸结合，增强体能锻炼，提高机体免疫力。

（5）变应性鼻炎需持续药物治疗，药物疗效在不同病人之间可能有差异，停药后无长期持续疗效，应指导病人遵医嘱规范使用药物，治疗期间不可随意减量或停药。

第三章　咽部疾病的诊疗与护理

第一节　慢性扁桃体炎的诊疗与护理

一、临床表现

慢性扁桃体炎（chronic tonsillitis）多由急性扁桃体炎反复发作或因扁桃体隐窝引流不畅，窝内细菌、病毒滋生感染演变为慢性炎症所致，也可能与自身变态反应有关，鼻腔及鼻窦感染也可伴发本病。儿童多表现为腭扁桃体的慢性增生肥大，成年人多表现为腭扁桃体炎所致白色条纹瘢痕。链球菌和葡萄球菌为其主要致病菌。病人平时自觉症状少，可有咽干、咽痒、异物感、刺激性咳嗽等轻微症状。若扁桃体隐窝内潴留干酪样物或大量厌氧菌，则出现口臭。儿童扁桃体过度肥大，可能出现呼吸不畅、睡眠时打鼾、吞咽或言语共鸣障碍。由于扁桃体是人体免疫系统的重要部分，因此慢性扁桃体炎也会影响人体的整体免疫功能。

二、诊断方法

（1）病史询问。了解患者的病史，包括既往的扁桃体炎发作频率、症状持续时间等。

（2）临床检查。医生会检查患者的扁桃体，观察其大小、颜色以及是否存在肿胀、脓性分泌物等。

（3）实验室检查。包括血常规、C反应蛋白（CRP）等，可以帮助判断炎症的程度和可能的感染原因。

（4）影像学检查。如X光或CT扫描，可以用于排除其他潜在的疾病。

（5）扁桃体刮片和培养。通过扁桃体刮片可以检查是否存在细菌或真菌感染，而培养则可以确定具体的病原菌。

在诊断慢性扁桃体炎时，医生通常会综合考虑患者的病史、症状、体格检查以及实验室和影像学检查结果。对于反复发作的扁桃体炎患者，尤其是伴有高热、颌下淋巴结肿大等临床表现时，应考虑慢性扁桃体炎的可能性，并进行相应的诊断和治疗。

三、手术治疗

（一）治疗原理

慢性扁桃体炎是临床常见病，为感染—变应性疾病，首推手术治疗，包括剥离法、挤切法、CO_2及YAG光纤激光切除法、电刀切除法及低温等离子消融术。手术治疗的原理是通过切除扁桃体，清除病灶，以达到消除炎症，改善症状的目的。

（二）手术适应证

（1）扁桃体过度肥大。扁桃体过度肥大会影响患者的呼吸、吞咽等生理功能，导致生活质量下降。

（2）反复发作的扁桃体炎。扁桃体炎反复发作，且药物治疗无效的情况下，可以考虑手术治疗。

（3）扁桃体炎引起其他并发症：如扁桃体周围脓肿、腺样体面容等，手术治疗可以有效地预防并发症的发生。

三、手术风险与注意事项

（1）手术风险。慢性扁桃体炎手术虽然是一种常见的治疗方法，但仍然存在一定的风险。常见的风险包括出血、感染、伤口愈合延迟等。为降低手术风险，患者应在术前做好充分的准备，如戒烟、控制炎症等。医生在手术前也会进行充分的评估，以确保手术的安全性。

（2）术后注意事项。手术后，患者应遵循医生的建议，注意饮食、休息和口腔卫生。避免食用刺激性食物，避免剧烈运动，以促进伤口的愈合。同时，定期到医院进行检查，确保手术效果良好。

总的来说，慢性扁桃体炎手术治疗是一种有效的治疗方法，可以有效地清除病灶，改善症状。然而，患者应在术前充分了解手术的风险和注意事项，以便更好地配合医生的治疗。同时，医生也应根据患者的具体情况，制定个性化的治疗方案，以确保手术的安全和有效性。

四、慢性扁桃体炎的护理

（一）护理评估

慢性扁桃体炎是一种常见的呼吸道感染疾病，主要症状包括喉咙疼痛、发热、疲劳等。此病症常常反复发作，给患者的生活带来极大的困扰。为了有效地管理慢性扁桃体炎，我们需要先进行全面的护理评估。

（1）病史。了解患者是否有慢性扁桃体炎的家族史，以及发病前是否有感冒、疲劳、熬夜等诱因。

（2）症状。观察患者是否有喉咙疼痛、吞咽困难、声音嘶哑等症状，以及疼痛的严重程度和发作频率。

（3）体征。检查患者的扁桃体是否肿大，以及是否有其他呼吸道感染的症状，如咳嗽、流鼻涕等。

（二）护理目标

通过全面的护理评估，我们将设定以下护理目标：

（1）减少慢性扁桃体炎的发作频率。

（2）减轻扁桃体炎发作时的症状，如喉咙疼痛、发热等。

（3）提高患者的生活质量，增强其免疫力，预防感染。

（三）护理措施

1.术前护理

（1）咽部症状及合并症的评估及护理

术前及时准确地评估病人咽部症状、有无全身性疾病及其控制情况等，为医生掌握手术时机提供第一手临床资料；同时给予必要的、有针对性的术前护理干预，以确保手术顺利安全。

对策如下：

①评估病人有无感冒、咳嗽、发烧、咽喉疼痛症状，有无出血性疾病、风湿

热及肾炎等病史，女性病人酌情询问月经来潮情况，并做好入院护理评估记录。

②对合并有高血压、肾炎、心肌炎等疾病的病人应询问其用药疗效情况，并及时与主管医生沟通。

③积极做好健康宣教：告知病人术前准备内容，监测生命体征，进行饮食及口腔卫生指导，嘱咐劳逸结合，预防感冒等。

（2）病人免疫功能检查

腭扁桃体是一对卵圆形的淋巴器官，可产生淋巴细胞和抗体，故具有抗细菌抗病毒的防御功能。儿童因生长发育不成熟，免疫力较差。免疫功能障碍及自身免疫性疾病者是扁桃体摘除术的禁忌证，故建议病儿术前尽量做免疫功能检查，以了解免疫功能情况。

对策如下：

①提供相关健康信息以提高病人及家属对扁桃体手术的认知。

②遵医嘱完善病儿的免疫功能检查，以了解病儿免疫功能，并根据病情及检查结果与家属做好充分沟通，指导其权衡利弊，必要时可暂缓手术。

③了解病人及家属对手术的期望值，通过提供有关的信息矫正病人及家属的不正确认识，确立适当的预期。

2.术后护理难点

（1）白膜生长状态的观察及护理

扁桃体切除术后6~12小时扁桃体窝会出现一层白膜，是手术后形成的伪膜，对创面有保护作用。若术后创面不生长白膜，或白膜生长不均匀、颜色灰暗，腭弓肿胀，表明创口有可疑感染。

对策如下：

①术后第1天起观察创面白膜生长情况，若发现病人创面无白膜生长或生长不均匀，及时与医生沟通。

②向病人及家属介绍创面形成白膜的原因、作用、脱落时间，切勿触动或人为去除，以免造成伤口出血、感染。

③告诉病人及家属术后5~6天起会有白膜从口中脱出属正常现象，勿惊慌，若出现发热、咽痛加重、口吐鲜血等症状要及时就诊。

④向病人及家属讲解口腔清洁对白膜生长的重要性，嘱其勤漱口，尤其在餐后，多饮水，以保持口腔清洁。

⑤指导病人术后当天进无渣流质饮食，术后第1天起进流质或半流质饮食，逐步过渡到软食，避免划伤白膜引起创面出血。

（2）继发性出血的预防

扁桃体切除术后并发继发性出血，常见于术后5～6天。饮食不当及创口感染是诱发继发性出血的主要因素。此时白膜开始脱落，若进食不慎可擦伤创面而引起伤口出血。因此，应强化病人及家属出院后的饮食指导。

对策如下：

①术后指导病人及家属正确选择食物，合理进食，预防创口继发性出血。

第一，全麻术后4～6小时可进温凉的无渣全流质饮食，少量多餐，酌情吃适量冰激凌，尽量多喝水，尤其在进食后。

第二，术后第1～3天可进温凉的半流质饮食。

第三，3天后逐步过渡到软食，注意营养丰富，多喝水，食物忌过热，以温热为宜。

第四，2周内禁辛辣、粗糙、硬性、刺激性食物，禁烟酒。

第五，2周后可改为普食。

②保持口腔清洁，预防创口感染。术后当天暂不宜漱口，进食后可多喝水。术后第1天起指导病人用漱口液、生理盐水或淡盐水漱口，至少3次/天，特别是在进食后要及时漱口，多喝水，保持口腔清洁湿润。

③避免剧烈咳嗽、咳痰、哭闹、大声说话、剧烈活动。学生病人建议术后2周内不宜上体育课，避免过度活动。

（3）疼痛的护理评估及干预

因扁桃体位于咽部，扁桃体切除术后说话、吞咽都会牵拉创口引起疼痛不适，影响病人进食、饮水，术后约2周时间才能完全恢复。

对策如下：

①评估病人疼痛的程度，积极共情，做好解释疏导。

②协助及指导家属适时采取颈部冷敷、进食适量冰激凌或冰水、看电视或书报、听音乐等减轻疼痛的措施。

③嘱咐病人勿大声说话、勿哭闹或用力咳嗽，以减轻创面张力。

④遵医嘱予以康复新药物喷创口或含服，促进创口恢复，减轻疼痛。

⑤必要时遵医嘱予以镇痛药物。儿童病人可遵医嘱口服美林，按说明书剂量服用。

（四）健康教育

（1）保持健康的生活方式。保持充足的睡眠，避免熬夜；饮食清淡，多摄入富含维生素C和维生素A的食物；适量运动，增强身体免疫力。

（2）避免诱因。避免感冒、过度疲劳、熬夜等诱因，以减少扁桃体炎的发作。

（3）清洁口腔和喉咙：保持口腔和喉咙的清洁，定期刷牙，漱口，以减少感染的风险。

（4）及时就医。如出现喉咙疼痛加剧，发热不退，或持续咳嗽等症状，应及时就医。

（5）健康饮食。多吃富含水分和维生素的食物，如水果、蔬菜、全谷类等，以保持喉咙湿润。

（6）扁桃体保健操。定期进行扁桃体保健操，以促进扁桃体血液循环，增强免疫力。

（7）定期检查。定期进行身体检查，以及时发现扁桃体炎的早期症状并进行干预。

第二节 鼻咽纤维血管瘤的诊疗与护理

一、临床表现

鼻咽纤维血管瘤为鼻咽部最常见的良性肿瘤，与一般纤维瘤不同，此瘤由致密结缔组织、大量弹性纤维和血管组成，好发于10～25岁青少年男性，故又名"男性青春期出血性鼻咽血管纤维瘤"。肿瘤源于枕骨底部、蝶骨体及翼突内侧的骨膜，常向邻近组织扩张生长，通过裂孔侵入鼻腔、鼻窦、翼腭窝、颞下窝、眼眶及颅内，引起一系列症状。常见临床表现有反复大量鼻腔或口腔出血、不同程度贫血、进行性鼻塞、流涕、闭塞性鼻音、嗅觉减退，可有相邻结构畸形与功能障碍，如颊部畸形、耳鸣耳闷、听力减退，眼球运动障碍，视力下降及眼球移位突出等。

综上所述，鼻咽血管瘤其主要症状包括：

（1）鼻塞。随着肿瘤的增长，鼻咽部空间被挤压，导致呼吸时感觉鼻塞。

（2）出血。由于血管瘤富含血管，轻微损伤可能导致大量出血。

（3）耳鸣和听力下降。肿瘤可能压迫咽鼓管，导致耳鸣和听力下降。

（4）面部畸形。如果血管瘤位于后鼻孔，可能导致面部畸形。

（5）头痛。肿瘤增长可能导致头痛。

二、诊断方法

（1）病史和体格检查。详细询问患者病史，观察鼻咽部是否有异常肿物，以及是否有鼻塞、出血、听力下降等症状。体格检查有助于发现肿瘤的存在和评估其大小和位置。

（2）影像学检查。包括X光片、CT和MRI等影像学检查，可以显示肿瘤的大小、形状和位置，以及是否侵犯周围组织。

（3）病理学检查。通过内窥镜或手术切除部分肿瘤组织进行病理学检查，以确定肿瘤的性质。

（4）血液检查。一些血管瘤可能伴有凝血异常，因此可能需要血液检查来评估凝血功能。

三、手术治疗

（一）治疗原理

手术治疗鼻咽血管瘤的原理主要是通过手术切除肿瘤，以消除其对鼻咽部的影响。在手术过程中，医生会使用专业的手术器械和设备，对肿瘤进行精细的剥离和切除，以避免对周围组织的损伤。同时，医生还会根据患者的具体情况，制定个性化的手术方案，以确保手术的安全和效果。

鼻咽纤维血管瘤主要采取手术治疗，根据肿瘤的范围和部位采取不同的手术入路，包括传统的鼻外入路（如经硬腭入路、鼻侧切开入路等）和鼻内镜下鼻咽纤维血管瘤切除术。少数不能立即手术的病人，可酌情用放射治疗、注射硬化剂、内服激素等治疗，等待手术时机。由于肿瘤位置深，不易暴露，术中常有大量出血，使手术操作有一定的困难和风险，有时因肿瘤切除不彻底而复发。因此，需要术前进行血管栓塞，术中控制低血压，采用优良的麻醉方法，选择适当的手术途径暴露肿瘤及熟练的手术操作，以避免危险及减少术后并发症的发生。

（二）手术适应证

手术治疗鼻咽血管瘤的适应证主要包括：

（1）肿瘤体积较大，对鼻咽部造成了明显的压迫和影响，导致患者出现了呼吸、吞咽和语言等方面的障碍。

（2）肿瘤生长速度较快，且存在恶变可能。

（3）患者年龄在适当的范围内，能够承受手术的风险和术后恢复期的考验。一般来说，鼻咽血管瘤手术治疗的适宜年龄范围在2~60岁之间。

（4）经过其他治疗方法（如药物治疗、放疗等）无效或效果不佳的情况下，考虑手术治疗。

（三）手术风险与注意事项

鼻咽血管瘤手术的风险主要包括术中出血、神经损伤、感染等。因此，在手术前，患者需要进行全面的检查，以评估手术风险。同时，医生会根据患者的具体情况制定手术方案，以降低手术风险。

手术后，患者需要严格遵守医生的指示，包括按时服用药物、保持口腔卫生、避免剧烈运动等。此外，患者还需要定期进行复查，以监测手术效果和恢复情况。

总之，鼻咽血管瘤手术治疗是一种有效的治疗方法，但需要严格把握手术适应证，并充分评估手术风险。患者在接受手术治疗前和手术后，需要遵守医生的指示，以确保手术效果和康复。

需要注意的是，手术治疗鼻咽血管瘤是一种风险较高的治疗方法，需要在专业医生的指导下进行。患者在术前需要做好充分的准备，如戒烟、控制血压等，以降低手术风险。术后也需要遵循医生的建议，做好护理和康复工作。

四、鼻咽血管瘤的护理

（一）护理评估

鼻咽血管瘤是一种常见的良性肿瘤，通常发生在儿童的鼻咽部。手术是治疗这种疾病的主要方法，但手术后的护理对于患者的康复至关重要。在手术前，医护人员和家庭成员需要对患者的身体状况进行评估，以便为手术和术后护理做好准备。

（1）患者病史。了解患者的家族病史，特别是鼻咽血管瘤的家族史，有助于预测患者的患病风险。

（2）症状评估。观察患者的症状，如鼻塞、出血、头痛等，有助于医生确定手术的时机。

（3）身体状况评估。包括患者的身高、体重、血压等基本生命体征，以及是否存在其他潜在的健康问题。

（4）心理状况评估。鼻咽血管瘤手术可能对患者的心理产生影响，医护人员需要关注患者的情绪状态。

（二）护理目标

手术后的护理目标是确保患者安全度过手术恢复期，包括减少并发症的发生，促进伤口愈合，提高患者的生活质量。具体目标如下：

（1）确保患者生命体征平稳，无严重并发症。

（2）伤口愈合良好，无感染迹象。

（3）患者情绪稳定，积极配合治疗。

（4）患者能够正确理解术后注意事项，正确进行自我护理。

（三）护理措施

1.术前护理

（1）鼻腔出血的评估及护理

鼻腔反复出血，是鼻咽纤维血管瘤病人的重要症状之一。肿瘤较小仅局限在鼻咽者，出血量并不多，有时仅涕中带血；待瘤体长大，则易反复鼻出血，或鲜血由口中吐出，有时出血量可达数百毫升，往往不易止住，即使填塞鼻腔出血也难以控制。因此，应做好鼻出血的评估及护理，以保证鼻咽纤维血管瘤病人围术期的安全及手术的顺利开展。

对策如下：

①询问病人及家属入院前鼻出血的情况，做好记录。

②观察病人鼻腔有无活动性出血、鼻腔填塞者填塞物有无松脱，观察口腔分泌物的颜色、性质及量。

③询问病人大便颜色，以判断有无吞咽血液，以免影响出血量的评估。

④嘱咐病人勿用力擤鼻、咳嗽及过度活动，预防感冒，进食清淡、温热软食，保持大便通畅，勿用力解便，必要时予以泻药，以防止鼻腔出血。

（2）营养状况的评估及干预

鼻咽纤维血管瘤病人由于鼻腔反复出血，大多数病人身体状况较差，消瘦、贫血，常不能耐受手术创伤，存在生命危险。术前应做好全面评估，改善病人身体状况，完善手术准备工作，以保障手术顺利进行。

对策如下：

①收集病人营养方面的健康史，采取人体测量法及实验室检查的结果评估病人是否存在营养不良。

②护士应根据营养评估结果，与家属及营养师拟定营养食谱，鼓励病人多进食。

③贫血严重者，应采取多种方式补充营养，如静脉补充营养、静脉输血。严格执行输血制度，纠正病人低营养状态，提高其手术承受能力。

（3）血管造影及栓塞介入治疗的护理

对于体积较大的鼻咽纤维血管瘤，因其血供异常丰富，单纯手术切除常并发大出血而被迫终止，或因出血量大造成手术视野不清，导致瘤体切除不全，术后残留肿瘤复发。术前血管内栓塞治疗能够栓塞肿瘤血管床及肿瘤供血动脉，减少术中出血量，缩短手术时间，提高手术成功率，已经被广泛应用并被认为是一种安全有效的手术辅助治疗方法。

对策如下：

①做好血管造影及栓塞介入前护理。

第一，协助医生向病人及家属讲解血管造影及栓塞介入治疗的目的及作用，取得理解配合。

第二，术前一天做好腹股沟皮肤的准备工作，剃净会阴部及大腿的毛发，保持皮肤清洁；备好用于局部压迫的沙袋或压迫器等；指导练习床上使用便器。

第三，术前穿宽松病员服，建立静脉通道。

②落实血管造影及栓塞介入后护理。

第一，病人术后绝对卧床休息24小时，保持患肢伸直。

第二，观察穿刺点敷料渗血情况，注意有无皮下血肿形成。

第三，观察穿刺处压迫器是否固定有效，一般压迫6～8小时，并按要求定时调节压迫器的压力，在解除压迫器后必要时予以沙袋或盐袋局部压迫1～2小时。

第四，观察患肢的血运情况，了解其足背动脉的搏动、皮肤颜色、温度、感觉等。监测生命体征的变化，详细记录体温、脉搏、血压及足背动脉的搏动情况。

第五，观察病人神志，有无头痛、头晕、失语、偏瘫等脑梗死症状。

第六，加强巡视及生活照顾，及时满足病人的合理需求。

2.术后护理

（1）鼻腔填塞物的观察及护理

鼻咽纤维血管瘤病人术后鼻腔填塞止血海绵、碘仿纱条及油纱条等止血，过度的活动、打喷嚏或擅自取出填塞物易致填塞物松脱而导致创口出血，甚至引发失血性休克。应密切观察鼻腔填塞物情况，做好健康宣教，预防鼻腔出血的发生。

对策如下：

①向病人及家属讲解鼻面部敷料加压包扎、鼻腔填塞的目的及重要性，嘱病人勿自行拆除敷料或拔除填塞物。

②观察病人鼻腔填塞物有无松脱、鼻腔有无活动性出血，若有，通知医生予以鼻腔加压或重新填塞等处理，酌情鼻额部冷敷。鼻侧切开者观察面部伤口渗血渗液情况，敷料有松脱者酌情更换敷料。

③观察口腔分泌物的颜色、性质及量，嘱病人勿过度活动及避免打喷嚏，指导其轻轻吐出口中分泌物，勿咽下，以免引起胃部不适，影响出血量的观察。

④予以充分的鼻腔湿润：

第一，术后第1天起清鱼肝油滴鼻2～3滴/次，3～4次/天。

第二，抽取鼻腔填塞物前先湿润鼻腔，分期逐步取出填塞物，抽取后嘱病人卧床休息，避免擤鼻、挖鼻、打喷嚏等。

⑤保持大便通畅，预防由便秘增加腹压导致血管破裂引起鼻腔再次出血。

（2）低营养状态的纠正

鼻咽纤维血管瘤病人术中往往出血量大，常大于1000mL，尽管术中输注了一定量的血液，但病人仍因急性失血，贫血症状严重。持续低营养状态将导致病人术后恢复困难。

对策如下：

①做好健康宣教。向病人及家属讲解纠正低营养状态的重要性，提高其依从性。

②关注病人的实验室检查结果，适时评估营养状况，配合营养师制定营养食谱，采取多种方式补充营养，纠正病人低营养状态。

③鼓励病人经口进食。若进食困难可用汤匙喂入口腔，使流质慢慢吞下，少量多餐，进食后应漱口，以保持口腔卫生。

④适时静脉补充营养液体。对于经口摄入营养不足的病人，可选择静脉补充脂肪乳、氨基酸等，以及时补充机体所需能量，改善营养指标。在静脉输注过程中，应加强观察有无不适反应，保证输注通路顺畅，穿刺部位无渗出及红肿等，发现异常及时处理。

（3）口腔清洁的保持及维护

鼻咽纤维血管瘤病人术后鼻咽部完全填塞，鼻腔通气、湿化、加温功能暂时性丧失，需经口呼吸，口腔黏膜干燥，加上口咽部的血性分泌物，容易导致细菌滋生产生异味。因此，必须做好口腔护理。

对策如下：

①术后常规进行口腔护理，2～3次/天。

②对张口困难者，协助其用漱口液或生理盐水进行含漱，3次/天。

③嘱咐病人多喝水，尤其是餐后多喝水及漱口，保持口腔清清、湿润，口唇干裂者涂抹润唇膏或石蜡油。

（4）鼻腔填塞后舒适度的评估及护理干预

术后行鼻腔填塞压迫止血使病人鼻部肿胀疼痛、无法经鼻呼吸，从而失去鼻腔对吸入气体的加温和加湿功能；经口呼吸引起的咽部干燥、疼痛严重影响病人睡眠；切口疼痛可引起机体明显的应激反应，使血液中儿茶酚胺含量增高，导致心动过速、血压升高，可加重鼻腔出血。因此，术后应及时做好病人舒适度评估，采取有效干预措施缓解病人不适。

对策如下：

①讲解鼻腔填塞及鼻面伤口敷料加压包扎的作用及重要性，嘱病人勿自行拆除。

②讲解疼痛的原因、疼痛持续时间及减轻疼痛的方法，酌情提供书报、电视以及音乐等转移病人对疼痛的注意力，鼓励病人，给予心理支持。

③适时进行疼痛评估，疼痛评分≥4分时应及时与医生沟通，遵医嘱给予镇痛药物或安置镇痛泵。

④指导病人多喝水、勤漱口，保持口腔清洁及湿润，必要时予以湿润的纱布覆盖口唇，以减轻口腔、咽喉部的干燥不适等。

⑤提供安静舒适的休息环境，避免不良刺激。

（四）健康教育

为了帮助患者顺利度过手术恢复期，我们需要对患者和家庭进行以下方面的健康教育：

（1）知识教育。向患者和家庭详细解释鼻咽血管瘤手术的过程、术后注意事项和可能的风险。

（2）自我护理技能。教授患者正确的口腔清洁方法，避免感染；指导患者正确的咳嗽和擤鼻涕的方法，以防止对手术区域的压力。

（3）饮食指导。建议患者食用高蛋白、高维生素的食物，以促进伤口愈合。

（4）复诊指导。告知患者何时复诊，以及复诊时需要携带的病历资料。

（5）心理调适。鼻咽血管瘤手术可能会对患者的心理产生影响，医护人员应提供必要的心理支持，帮助患者克服心理障碍。

第三节　咽部间隙脓肿的诊疗与护理

一、咽部间隙脓肿的诊疗

在颈深部感染中，咽部间隙脓肿在临床上较为常见，如扁桃体周围脓肿、咽后间隙脓肿、咽旁间隙脓肿。

（一）扁桃体周围脓肿

为扁桃体周围间隙内的化脓性感染，先发生蜂窝织炎，再继发形成脓肿，多见于青中年。大多继发于急性扁桃体炎，以慢性扁桃体炎急性发作者更多见。主要症状：急性扁桃体炎3~4天时出现持续高热，一侧咽痛加剧，放射至耳部及牙齿。再经2~3天后疼痛加剧，吞咽困难，病人表情痛苦，头偏向患侧，言语含糊，似口中含物，张口困难。咽部检查可见软腭和腭垂红肿，一侧腭舌弓明显隆起，穿刺此处有脓液即可确诊。

扁桃体周围脓肿的治疗：脓肿未形成时给予足量抗生素及适量的糖皮质激素抗炎消肿治疗；脓肿形成后穿刺抽脓，并按常规方法切开引流，充分排脓。对多次脓肿发作者，可在炎症消退2周后行扁桃体切除。

（二）咽后间隙脓肿

为咽后间隙的化脓性感染，分急性咽后脓肿和慢性咽后脓肿两种。

急性咽后脓肿以咽后淋巴结化脓最常见，多发于3岁以下婴幼儿。起病急，病人有畏寒、高热、烦躁、咽痛、拒食、奶汁反流入鼻腔、呛咳等症状。病儿哭声含糊不清，似口中含物，有不同程度的呼吸困难，入睡时加重，可有鼾声。确诊后尽早行脓肿切开引流术，术后抗感染治疗，保持引流通畅，排尽脓液直到痊愈。

慢性咽后脓肿多见于成年人，由颈椎结核引起，在椎体与椎前筋膜之间形成囊性脓肿，多有结核病的全身症状，起病慢，无咽痛，有咽部阻塞感。检查见咽后壁隆起、充血，咽腭弓推移，局部有脓性分泌物，双侧或单侧颈淋巴结肿大、压痛。主要治疗方法为抗结核治疗、咽穿刺抽脓、脓腔内注射抗结核药物，但不可在咽部切开。

（三）咽旁间隙脓肿

为咽旁间隙的化脓性感染，先以蜂窝织炎开始，发展为脓肿。全身症状包括发热、畏寒、头痛、乏力、食欲减退，以及持续高热或脓毒血症的弛张热，病情严重时呈衰竭状态。局部症状包括咽痛及颈部剧痛、吞咽困难、言语不清，部分病人可有张口受限。脓肿形成前应全身抗感染治疗，使用足量敏感的抗生素，适量使用糖皮质激素，防止感染蔓延和并发症发生。脓肿形成后立即行脓肿切开引流术，根据脓肿形成的位置采用颈外入路或经口入路，充分引流，术后连续抗感染治疗。

二、咽部间隙脓肿的护理

（一）护理评估

咽部间隙脓肿是一种常见的口腔颌面部感染，常常由感染性因素引起。脓肿通常发生在扁桃体和咽后间隙，严重时可能导致呼吸困难和吞咽困难。在护理咽部间隙脓肿时，我们需要关注患者的症状、病史和身体状况。

（1）症状评估。观察患者是否有咽痛、吞咽痛、发热、头痛、颈部肿胀等症状。

（2）病史评估。了解患者是否有糖尿病、免疫系统疾病等基础疾病，以及近期是否有口腔感染或外伤史。

（3）身体状况评估。检查患者的口腔、咽部和颈部，观察是否有红肿、压痛、波动感等炎症表现。

（二）护理目标

我们的护理目标是帮助患者缓解症状，促进康复，防止并发症的发生。具体目标如下：

（1）保持口腔清洁，减少感染风险。

（2）指导患者正确使用口腔含漱液，促进炎症消退。

（3）监测患者的生命体征和症状变化，及时处理异常情况。

（4）帮助患者保持良好的体位，促进脓液引流。

（5）指导患者合理饮食，避免刺激性食物，减轻咽部疼痛。

（6）增强患者的自我护理意识，提高生活质量。

（三）护理措施

1.术前护理

（1）身体状况评估及护理干预

咽部脓肿是消耗性疾病，病程一般较长，持续高热或脓毒血症、咽侧及颈部剧烈疼痛、吞咽困难等导致病人消耗过度，而摄入又不足，极易出现衰竭状态。脓肿常常伴发邻近器官疾病或基础疾病，如糖尿病、高血压、结核病等，使病人的身体状况及精神状态受到双重打击。及时准确的基本状态评估为医生掌握手术时机和选择术式、手术后对症及支持治疗提供第一手临床资料；同时应给予必要的、有针对性的护理干预，以确保手术顺利安全及治疗效果。

对策如下：

①评估并监测病人生命体征、意识、身体活动、饮食及营养状况，及时完成相关检查并追踪检查结果，特别是血常规及生化指标。

②评估病人发病前是否有急性扁桃体炎或慢性扁桃体炎急性发作病史，有无咽部疼痛及发热，了解是否有咽部异物及外伤史，并做好入院护理评估记录。

③对合并有基础疾病及影响机体免疫力疾病的病人应询问其病史与用药疗效、病人现状，并及时请相关科室会诊。

④根据病人的现状评估手术风险，并积极做出相应护理处置：

第一，告知病人及家属相关疾病的治疗方法、手术风险。

第二，做好相应的健康教育，如吞咽训练、避免上呼吸道感染、口腔清洁、饮食卫生、合理休息等。

（2）病人心理状态的护理评估及干预

咽部脓肿是急性炎症，因起病急骤，症状明显，容易使病人感到痛苦，烦躁不安。病人常因高热不退、咽喉肿痛、吞咽困难、呼吸不畅及需行脓肿切开而感到紧张、恐惧。应及时评估病人的心理状况，根据病人对疾病的认知程度及文化层次，采取不同的心理疏导措施，使病人以最佳的心理状态接受手术。

对策如下：

①了解病人心理状态，给予心理支持。该病常以急诊收入院，护士应第一时间到达床旁，安抚病人，及时做好护理评估，注意倾听病人主述，解释疾病相关症状发生的原因、治疗效果等，以缓解病人的紧张情绪。

②向病人进行健康宣教。

第一，介绍疾病的发生发展过程、计划用药情况及药物作用。

第二，告知相关注意事项，如暂禁食禁饮，半卧位休息，不要用力咳嗽、咳痰，出现气紧、胸闷、呼吸困难等情况应立即呼叫医务人员。

第三，介绍手术名称及简单的手术过程、麻醉方式、术前准备目的及内容，并向病人讲解术后可能出现的不适及需要的医疗处置，使病人有充分的心理准备，减少顾虑，消除紧张情绪，增强治疗信心，以此促进病人术后的康复。

2.术后护理

（1）呼吸道的管理及预防呼吸道梗阻的发生

咽部手术后，局部组织损伤、全麻插管造成的喉部水肿、颈部术区出血压迫气道及气道内血凝块阻塞是导致急性呼吸道梗阻的主要原因。分泌物增多阻塞呼吸道，易导致气道痉挛。

对策如下：

①安置适当的卧位。病人全麻术后回病房2~4小时内，取去枕平卧位，头偏向一侧，避免呕吐物误吸入呼吸道引起窒息。而后半卧位，使颈部舒展，避免颈部后仰及活动过剧牵拉伤口。

②及时有效地吸净分泌物。吸痰操作简单，但很容易引起并发症，为避免发

生意外情况，应注意以下几点。

第一，有效吸痰。吸痰前使用听诊器置于双侧肺部，确定痰液的位置、范围等。吸痰完毕后再次使用听诊器确定有无痰鸣音，以明确吸痰的效果。

第二，掌握吸痰时机。听到明显的痰鸣音，应立即吸痰。吸痰不及时可造成呼吸道不畅、通气量降低、窒息，但吸痰过于频繁又可增加对呼吸道的刺激，使分泌物增多，严重者导致气管黏膜损伤，加重低氧血症。

第三，正确吸痰。采用软质、圆头12～14号硅胶吸痰管。将吸痰管直接置于痰液处再提旋吸引，一次吸净。每次吸痰时间不超过15秒，连续吸痰不应超过3次。吸痰前给予中高流量吸氧3分钟。

第四，有效的氧气吸入。必须在呼吸道通畅的前提下保证有效的氧气吸入。保证病人的血氧饱和度维持在95％以上，持续低于此水平则应做充分的评估、密切的观察、必要的处理。

③密切观察呼吸情况。观察呼吸的频率、节律，双肺是否对称；观察皮肤、黏膜是否发绀等；听呼吸音。呼吸情况欠佳的病人，床旁备好气管切开物品，做好急救准备。

（2）负压引流的无菌管理与引流液的观察

咽部脓肿术后需给予病人颈部持续负压引流，保证负压引流有效、通畅，观察并记录引流液的量、颜色、性状等，并可以此评估感染控制效果、引流效果以及伤口愈合情况。

对策如下：

①保持有效的引流是关键。颈部持续负压引流常规保留48～72小时，连续不间断负压吸引，保持压力相对稳定。定时挤压引流管，避免引流管堵塞。保持负压引流通畅，防止引流管因受压或打折而阻塞。负压引流器应低于伤口，避免倒流。引流量多时应及时更换。

②妥善固定。妥善固定引流管，告知病人不要牵拉引流管，防止脱落。翻身前应先整理好引流管，下床活动时可将引流管固定于衣服扣子上或手腕上，避免非计划拔管。

③准确记录引流量。密切观察引流量，并将每24小时的引流量记录在病历上，引流量是判断感染控制情况及评估拔管时机的重要依据。

④观察引流液的颜色及性状。正常情况下，术后24小时引流液呈脓血性，后

颜色逐渐变浅。如引流液颜色突然变深、呈鲜红色且引流量增加，应警惕出血；如引流物过度黏稠应及时告知医生，必要时采取冲洗引流法。

⑤适时拔除引流管。依据伤口情况，一般24小时引流量不足20mL时，即可拔除负压引流管，并行伤口加压包扎。拔除引流管后，护士应继续观察伤口肿胀情况。

（3）水电解质失衡的观察及纠正

病人因咽部疼痛明显，食欲减退，进食不足。持续高热、机体自身消耗、颈部引流液的流失都可导致体液丢失过多。如果营养及体液得不到补充或补充不足，易出现水电解质失衡。咽部脓肿病人常见高渗性脱水和低钾血症。

对策如下：

①观察生命体征。观察有无心率加快、脉搏细速、血压不稳或降低等血容量不足的表现。

②观察病人口腔内颊黏膜或牙龈缘区有无出现干燥，若有干燥，提示体液不足。

③观察病人出入量。出量包括尿量、呕吐物、汗液、大便及呼吸道、创面引流和蒸发的液体量等。入量包括经胃肠道和非胃肠道摄入的液体，如饮食、饮水量、静脉输液量和管饲等。如实做好护理记录。

④病人因水分摄入不足或水分丧失过多易出现不同程度的缺水。护士应根据病人体重及其他临床表现和辅助检查评估缺水程度。

⑤维持充足的体液量，遵医嘱及时准确地经静脉补充水分及电解质溶液。补液过程中，护士必须严密观察治疗效果，注意不良反应。观察病人的精神状态、缺水征象、生命体征、尿量及辅助检查中尿比重、血常规、血清电解质等。

⑥根据病情鼓励病人自行进食清淡流质或半流质饮食，多饮水。短时间内不能经口进食者，尽早安置保留胃管。

（4）口腔清洁的持续维护

口腔清洁护理可减少口腔内的细菌，促进唾液分泌，增强口腔自净能力，保持口腔的良好状态和功能，提高病人免疫力，预防局部感染，促进伤口愈合，增加病人生理和心理舒适感，增进食欲。

对策如下：

①评估病人口腔黏膜色泽，有无干燥、肿胀或溃疡，口腔有无异味，有无龋

齿、义齿，有无牙菌斑、牙周肿痛及出血，口唇有无干燥、出血、破损或肿胀，唾液分泌有无减少。

②根据病人自理能力和病情，选择合适的口腔护理方式（擦拭法、冲洗法、刷洗法）、护理频次和口腔护理液。

③及时协助病人清除口腔分泌物，可用生理盐水和漱口液交替漱口，保持口腔清洁。

④病人咽部脓肿较大时，应根据病人的咽拭子培养结果、口腔pH值了解病人口腔黏膜和咽部感染情况，选择合适的护理液。

⑤口唇干裂者可涂保湿唇膏或液体石蜡。

⑥可经口进食者，鼓励多喝水，勤漱口，保持口腔清洁和湿润。

（5）局部特殊用药的护理

局部治疗是用多种方法使药物直接接触咽部发挥灭菌消炎、消肿、止痛、收敛及稀释分泌物、湿润呼吸道、减轻伤口疼痛、促进伤口愈合等作用。临床常用含漱法、含片法、涂药法、熏气法、雾化法等。

对策如下：

①了解病人有无药物过敏史以及哮喘、癫痫等病史。

②根据病人病情，遵医嘱给予局部用药护理。

③告知病人药物名称、作用、使用方法及注意事项，并观察用药后的反应及效果。

④根据病人咽痛部位，选择不同的用药方法。如含漱法只能用于咽峡以前，咽后壁及侧壁较难触及。含片法可使药物成分直接作用于口腔、咽峡、咽壁及咽喉部黏膜。雾化法是将液体药物以雾状形式喷出，通过人体呼吸运动进入呼吸道，作用于咽喉、支气管、肺部。

⑤局部用药过程中应及时观察病人面色和呼吸，如有呛咳和呼吸困难应立即停止用药并立即告知医生，监测病人生命体征，做好护理记录，必要时备好抢救用品。

（四）健康教育

（1）告知患者及家属咽部间隙脓肿的预防知识，如加强口腔卫生、避免感染等。

（2）指导患者正确使用抗生素和口腔含漱液的方法。

（3）告知患者如有不适，及时就医。

（4）建议定期进行口腔检查，预防口腔疾病的发生。

第四章　喉部疾病的诊疗与护理

第一节　急性会厌炎的诊疗与护理

一、临床表现

急性会厌炎又称急性声门上喉炎，是急性感染或某种急性变态反应引起的声门上区会厌黏膜的急性炎症，是耳鼻喉科常见的一种急危重症，可引起喉梗阻而导致窒息死亡。急性会厌炎具有起病急、进展快、死亡率高的特点。成年人、儿童均可患病，全年均可发生，但冬春季节多见。

急性会厌炎的发病机制主要是会厌黏膜及黏膜下组织高度充血肿胀，有时可增厚至正常的6～10倍，会厌肿胀似球状，所以易堵塞呼吸道引起喉梗阻。该病起病急骤，常伴有畏寒、乏力、发热等全身中毒症状，以及吞咽困难、呼吸困难等局部症状，病情发展非常迅速，因此应引起护士的高度重视，积极配合医生做好抢救、治疗和护理。

急性会厌炎是一种急性炎症，主要累及喉部会厌组织，可能由会厌脓肿或急性的喉咙感染引起。临床表现通常如下：

（1）喉咙疼痛。患者通常描述为喉咙深处或喉结部位的疼痛。

（2）吞咽困难。由于会厌肿胀或疼痛，患者可能无法正常吞咽。

（3）声音嘶哑。由于声带受累，患者可能说话困难或声音嘶哑。

（4）呼吸急促。在严重病例中，炎症可能阻塞呼吸道，导致呼吸急促和呼吸困难。

（5）其他症状。一些患者可能还出现头痛、发热和全身不适等症状。

二、诊断方法

（1）病史询问。医生将询问患者关于症状的详细信息，包括疼痛的时间、性质和程度，以及任何可能引起感染的因素。

（2）体格检查。医生将进行全面的身体检查，包括喉部检查，以评估喉咙的肿胀程度和患者的呼吸状况。

（3）喉镜检查。通过喉镜检查，医生可以观察会厌的状况，确认是否存在肿胀、炎症或脓肿。

（4）实验室检查。根据需要，医生可能会要求进行血液检查和细胞计数，以帮助诊断和评估感染严重程度。

（5）影像学检查。在某些情况下，医生可能会建议进行喉部X光或CT扫描，以帮助排除其他潜在的并发症，如喉阻塞。

（6）扁桃体和喉咙分泌物培养。对于怀疑感染的患者，医生可能会进行扁桃体和喉咙分泌物的细菌培养，以确定可能的病原体。

三、手术治疗

（一）治疗原理

急性会厌炎是一种由于会厌软骨的急性感染引起的疾病，通常会使呼吸困难和窒息。手术治疗急性会厌炎的原理是通过手术切开气管以解除呼吸困难，同时对感染的会厌软骨进行治疗，以防止疾病的复发。

（二）手术适应证

手术适应证主要包括：

（1）对明显呼吸困难，静脉用药后呼吸困难无改善者应行气管切开，建立人工气道，保持呼吸道通畅。

（2）如有会厌脓肿形成，需切开引流。

（3）患者年龄较大，身体状况较差，无法承受长时间的药物反应。

（4）急性会厌炎反复发作，药物治疗效果不佳。

（5）患者存在其他基础疾病，如心脏病、高血压等，药物治疗可能加重病情。

在决定进行手术治疗之前，医生通常会进行详细的检查和评估，确保患者符合手术适应证。

（三）手术风险与注意事项

急性会厌炎手术风险主要包括：

（1）手术可能导致出血、感染等并发症。

（2）手术后可能发生呼吸道阻塞或狭窄，需要进行长期的术后护理。

（3）手术过程中需要麻醉，因此患者可能会出现麻醉反应。

（4）手术过程中可能会损伤其他组织器官。

为了降低手术风险，患者在进行手术前需要充分了解手术过程和风险，并积极配合医生的治疗建议。同时，需要保持健康的饮食和休息习惯，避免过度劳累和情绪波动。手术后需要按照医生的建议进行术后护理，如定期复查、保持口腔卫生等。

四、急性会厌炎的护理

（一）护理评估

急性会厌炎是一种常见的喉部疾病，通常由感染或过敏引起。手术是治疗急性会厌炎的有效方法，但在手术前后，患者需要进行一系列的护理评估。

（1）病史：了解患者的病史，包括过敏史、家族病史等，以确定是否适合手术。

（2）身体状况。评估患者的身体状况，包括血压、血糖、心脏功能等，以确保手术安全。

（3）呼吸状况。观察患者的呼吸状况，确保呼吸通畅，防止术后呼吸困难。

（4）术前准备。检查患者的口腔卫生，确保术前口腔清洁。

（二）护理目标

急性会厌炎手术的护理目标是确保患者安全度过手术期，减少并发症的发生，促进患者康复。具体目标如下：

（1）确保患者呼吸通畅，避免术后呼吸困难。

（2）观察患者术后疼痛情况，及时给予止痛药物。

（3）指导患者正确使用抗生素，预防感染。

（4）帮助患者恢复正常的饮食和说话功能。

（5）确保患者充分休息，促进康复。

（三）护理措施

1.术前护理

（1）心理护理。急性会厌炎患者通常会出现咽喉疼痛、肿胀等症状，容易产生焦虑、紧张等不良情绪。因此，在术前，护理人员应与患者进行沟通，向其介绍手术的相关知识和注意事项，以消除顾虑，使其积极配合手术治疗。

（2）饮食护理。在术前，应嘱咐患者多饮水，保持充足的液体摄入量，以促进新陈代谢，防止喉头水肿。同时，还需根据患者的实际情况制订合理的饮食计划，给予患者清淡、易消化的食物，如稀粥、汤面等，以避免术后进食不便引起患者食欲减退。

（3）口腔护理。急性会厌炎患者在术前需做好口腔护理，嘱咐患者保持口腔清洁，并遵医嘱给予相应的漱口液，以减少口腔内细菌的数量，预防术后感染的发生。

2.术后护理

（1）休息与活动。手术后，患者应卧床休息，减少说话，避免剧烈咳嗽和吞咽，以免刺激伤口，导致伤口出血和愈合不良。

（2）观察生命体征。术后应密切观察患者的生命体征，包括心率、呼吸、血压等指标的变化。如出现异常情况，应及时告知医生并采取相应的处理措施。

（3）保持口腔清洁。术后应继续做好口腔护理，遵医嘱给予漱口液漱口，以预防术后感染的发生。

（4）饮食护理。术后需遵医嘱进食，初期应以清淡易消化的食物为主，逐渐过渡到半流质食物和普通食物。同时应避免进食辛辣、刺激性食物，以免影响伤口愈合。

（5）并发症预防。急性会厌炎手术后，可能会发生一些并发症，如喉头水肿、出血等。因此，术后应密切观察患者的病情变化，如出现异常情况应及时采取相应的处理措施。

（四）健康教育

病人对医嘱的依从性直接影响疾病的治疗和转归。因此，遵医行为与医生的诊治是否顺利、临床疗效以及康复情况都有着密切的关系。急性会厌炎病人对疾病知识不了解，不知道该疾病潜在的危险，症状一旦改善，配合治疗的意识就会变得淡薄。健康知识宣教对提高病人医嘱依从性尤为重要。

（1）护士应根据病人一般资料、临床症状进行有针对性的入院宣教和疾病讲解，使病人对所患疾病有正确的估计和认识，能很快适应病人角色。

（2）医护人员应积极主动关心病人，建立融洽的医患关系，使病人对医护人员产生信任及依赖感。

（3）及时告知病人检查和治疗的目的、意义及重要性，纠正病人对检查及防治措施的错误认识和不正确的态度，使其主动配合医务人员的检查、治疗，尽快摆脱疾病的困扰。

（4）及时告知病人疾病治疗情况及效果，使病人了解自身病情、恢复程度、下一步治疗及护理措施等，减轻心理压力，提高治疗依从性。

（5）根据病人认知水平、自我管理能力和保健意识说明遵医行为的重要性，必要时反复说明，提高病人对医嘱的理解和记忆程度。

急性会厌炎手术后的健康教育对于患者的康复至关重要。以下是一些建议：

（1）保持口腔卫生，定时刷牙，避免感染。

（2）遵循医生的建议，按时服用抗生素和止痛药。

（3）避免剧烈咳嗽和大声说话，以免影响术后恢复。

（4）饮食以清淡易消化的食物为主，逐渐过渡到半流质和正常饮食。

（5）定期复查，如有不适及时就医。

（6）了解急性会厌炎的预防知识，如避免接触过敏原等。

（7）如有疑虑，及时与医生沟通，寻求专业建议。

第二节　声带良性增生性病变的诊疗与护理

一、声带良性增生性病变的诊疗

声带小结、声带息肉、声带任克氏水肿、声带囊肿等声带良性增生性病变，为发音障碍的常见原因，主要为声带固有层浅层及上皮层发生改变。主要诱因包括用声过度或用声不当，其他易患因素包括吸烟、咽喉反流、过敏等。

（一）声带小结

声带小结位于声带游离缘前中1/3交界处，表现为局限性黏膜肿胀或结节样突出，双侧对称，多见于成年女性及学龄儿童，特别是男孩。常见病因有长期用声过度或用声不当，病人常常使用硬起声发音，音调过高或过低等。多数病人还有高声喊叫、尖叫，说话时间长或在嘈杂的环境中用声时间过长等经历或习惯。流行病学因素包括：①性别因素，女性声带振动频率更快，因此更容易受损而形成声带小结；②职业因素，教师、售货（票）员、演员、律师等职业用声人员是易出现发音障碍的高危人群；③年龄因素，声带小结为学龄儿童最常见的发音障碍；④精神因素，成年人声带小结多发生于爱说话、具有攻击性、易紧张、愤怒、压抑的人群，儿童声带小结者同样具有好动、用声无节制等特点；⑤其他相关因素包括过敏、慢性咳嗽、咽喉反流、内分泌失调、上呼吸道感染、声带脱水、上呼吸道分泌物过度黏稠、耳及听力问题、其他先天性疾病等。

声带小结病人的主要临床症状有声音嘶哑、音域改变及发音疲劳等。喉镜检查可见双侧声带前中1/3交界处有对称性结节状隆起，病程短者呈粉红色息肉状，病程长者呈白色结节状小隆起，表面光滑。发声时两侧小结相互靠在一起使声门不能完全闭合。

声带小结病人首选发音治疗。通过发音治疗，早期小结通过禁声，使结节缩小、消失或是症状消失。儿童的声带小结多在青春发育期自行消失。对于最终需要手术切除的小结，手术前后的发音治疗对于防止复发也是十分必要的。治疗过程中还应求得心理医生及言语病理学家的合作，以获得最佳效果。当保守治疗无效、病变明显增大时，应进行手术治疗。其他治疗有控制致病因素、中成药治疗、加强嗓音保健、避免不良因素的刺激。

（二）声带息肉（polyp of vocal cord）

声带息肉为喉部慢性非特异性炎症性疾病，好发于声带前中1/3交界处，为半透明、白色或淡红色表面光滑的肿物，单侧多见，也可双侧同时发生。声带息肉是声音嘶哑的常见病因之一，常由用声不当或用声过度所致，也可为一次强烈发声后所致。上呼吸道存在炎症时滥用声带发音、吸烟、变态反应以及内分泌紊乱等也可能诱发声带息肉。主要病理改变为声带的任克间隙发生局限性水肿，血管扩张及出血，表面覆盖正常的鳞状上皮，病程长者息肉内可见明显的纤维组织增生或玻璃样变性。主要症状为较长时间的持续性声嘶，息肉大者声嘶重；同时还可能有音域改变、发音疲劳、咽喉部不适。声带息肉巨大者可以堵塞声门引起呼吸困难。喉镜检查可确诊，确诊后应手术切除，根据息肉大小、部位等具体情况选择手术在间接喉镜、纤维喉镜还是支撑喉镜下进行。术后需要禁声休息，并纠正不恰当的发声习惯。

（三）声带任克氏水肿

为声带一种特殊类型的良性增生性病变。主要表现为声带黏膜下固有层浅层（任克间隙）全长高度水肿，常为双侧，既往曾被称作声带广基鱼腹状息肉、息肉样声带炎、息肉样退行性变或声带慢性水肿样肥厚等。水肿是声带对外伤、污染、用声不当所产生的自然反应，除嗓音滥用等因素外，此病与吸烟关系最大，也与咽喉反流、鼻及鼻窦的慢性病及代谢异常等有关。声带任克氏水肿病人均有长期声音嘶哑病史，病程从几年至几十年不等，同时可能伴有发音疲劳和咽喉部不适，病变严重者的水肿声带还可能阻塞声门引起呼吸困难。喉镜检查可见声带全长呈膨胀性水肿，黏液半透明，毛细血管网清晰可见。

当引起声带任克氏水肿潜在的原因被确定及治疗后，一些病人的声带水肿会部分缓解。保守治疗包括：吸烟病人应戒烟，伴有咽喉反流者应进行相应抗酸治疗，控制发音滥用，同时进行发音治疗。如果在戒烟、停止刺激及矫正发音滥用后声带任克氏水肿仍无缓解，则需要进行手术治疗。手术适应证包括对自身发音质量不满、有癌变可能或有呼吸道阻塞症状。如果手术方法得当，任克水肿术后很少复发。在临床治疗过程中，在切除病变的同时，应矫正不良的生活习惯及发音习惯，保证术后发音功能的恢复。

（四）声带囊肿

为原发于声带的囊肿，多见于成年人，通常为单侧，但可以引起对侧接触性小结。声带囊肿通常由创伤阻塞黏液腺管引起，也可以为先天性或由其他原因引起，病人多有发音滥用的病史。主要症状为持续性声音嘶哑、不能发高调音、高音易疲劳等。当囊肿自行破裂后症状可以暂时缓解。声带囊肿多位于声带中部、向内侧或上表面膨出，表面光滑，呈半透明或淡黄色。治疗常需要手术切除，术中囊壁应完全切除以防止复发，手术前后可辅以发音训练。

二、声带良性增生性病变的护理

（一）护理评估

在对声带良性增生病变进行护理之前，首先需要对患者的身体状况进行全面的评估。这包括：

（1）病史。了解患者是否有其他疾病，如慢性咽喉炎、上呼吸道感染等，这些疾病可能会影响声带健康。

（2）症状。观察患者是否有声音嘶哑、喉咙疼痛、咳嗽等症状，这些症状可能与声带增生性病变有关。

（3）声带检查。通过电子喉镜等检查方法，观察声带病变的程度和类型，以及是否出现其他并发症。

（4）生活习惯。了解患者的饮食习惯、作息时间、吸烟饮酒等生活习惯，这些因素可能会影响声带健康。

（5）评估患者的声带状况，包括其厚度、弹性、活动度等。在手术前，患者需要停止吸烟和饮酒，避免过度用嗓，以免影响手术效果。

（二）护理目标

声带良性增生性病变的护理目标包括：

（1）减轻患者声音嘶哑、喉咙疼痛等不适症状。

（2）促进声带病变的恢复，防止并发症的发生。

（3）指导患者养成良好的生活习惯，预防声带疾病的发生。

（4）提高患者的生活质量，使其能够恢复正常的工作和生活。

（三）护理措施

1.术前护理

（1）病人对疾病的认知评估及护理干预

声带良性增生性病变的治疗方法较多，医生的观点也不尽相同，不同层次的病人往往对疾病的认识出现两极分化现象。部分病人因医生告知疾病为良性，出现无所谓的心理，对手术治疗产生怀疑，从而合作性较差；部分病人由于声音嘶哑持续加重、迁延不愈，担心病情恶变而出现紧张、恐惧心理。声带良性增生性病变的发生与病人的生活习惯密切相关，绝大部分病人用嗓不当，主要是发声方法不对，发声强度过大、时间过长，从而形成恶性循环，导致声带的一些病变。

为解除病人的心理负担，保证手术的效果，术前应及时准确地了解病人对疾病的认知，为术前术后的健康教育提供第一手临床资料，同时实施有针对性的健康指导，确保最佳手术效果。

术前护理措施具体如下：

（1）健康宣教。向患者解释手术的必要性，消除其紧张情绪，提高其对手术的接受和理解程度。

（2）休息与饮食。确保患者在术前得到充分的休息，避免过度劳累。饮食方面，应鼓励患者进食清淡、易消化的食物，避免刺激性食物。

（3）呼吸训练。术前进行呼吸训练，有助于患者适应术后可能的改变，如术后需控制发声等。

（4）预防感染。声带良性增生性病变的患者通常免疫力较低，容易感染。因此，术前应预防性使用抗生素，以降低术后感染的风险。

2.术后护理

（1）呼吸道水肿的观察及护理

呼吸道水肿为声带术后的常见并发症，主要发生于术后数日至数月，与术后病人的保养密切相关，如术后发生呼吸道感染、用嗓过度、进食过多刺激性食物。若术后病人出现气紧、咯血、咳痰困难、声音嘶哑、口中分泌物性状改变等，应高度重视，并及时报告医生进行相关检查予以确认。

对策如下：

①术后应防止病人剧烈咳嗽和用力咳痰，吸痰时应动作轻柔，压力不要过大，以防引起创口出血。

②病人术后当天全麻清醒后即给予消炎、稀化分泌物的药物雾化吸入，必要时按医嘱加入地塞米松5mg，2次/天，持续1周。

③嘱病人术后尽量禁声休息2周左右，以防声带水肿。

④加强巡视病房，重视病人主述，观察和了解病人有无气紧、咯血、喉鸣、喉痛、咳痰困难等情况，以及口中分泌物的颜色、性状和量，发现异常应及时报告医生并做好相应的处理。

（2）用声护理

声带术后恢复时间较长，恢复过程为3~4周。为防止声带粘连，术后病人可以限声或适当做深呼吸运动，不必完全禁声，同时继续进行发音治疗。术后用声护理是促进康复的重要部分，术后发声不当会增加声带的互相摩擦而导致声带充血水肿，从而影响创面愈合。

对策如下：

①向病人及家属强调用声护理的重要性，告知术后不注意用声或发音方法不正确可导致术后并发症及疾病复发，让病人提高自我保护意识。

②术后1个月需要限声或适当做深呼吸运动，告知病人正确的发音方法及对声带有益的行为。

第一，放慢说话速度并多做停顿。快速说话使颈部肌肉张力增高，停顿会让肺部通气与换气更充分，充足的呼吸可帮助发声。保护声带最好是在每句句子后停顿3秒。

第二，保证嗓子得到适当的休息。"嗓子休息"并不是"不说话"，是指正常地使用嗓子，如用合适的音量说话，避免过度损伤声带。日常保护方法为每说话几分钟后稍做停顿，使嗓子得到休息，用合适的音量说话。

第三，以适合自己的音调说话。用合适的音调说话所费的力量最少，声带也无太大的张力。

第四，多饮水。水对身体非常重要，每天饮大约八杯水，直至小便颜色清亮。避免长时间待在干燥环境中。吸入干燥空气后会导致口腔、喉咙、声带及气管变得干燥，在空调房放一杯水、用加湿器均有利于保护声带。

第五，注意放松自己。颈部或身体肌肉太紧张会影响对声带的控制及发声的质量，应做松弛练习，多休息，让肌肉松弛。保证充足的、规律的睡眠，避免太长时间工作。

第六，享受愉快的生活方式。愉快的生活方式使我们健康并能消除紧张，参加兴趣小组，培养健康的消遣习惯，如阅读及听音乐等。

第七，注意调节情绪，不良情绪可能会增加压力，影响内分泌系统。

③术后禁烟酒及辛辣刺激性食物，避免感冒及剧烈咳嗽，有刺激性咳嗽的病人可以给予雾化吸入。

（四）健康教育

（1）手术相关知识。向患者解释手术的过程、目的和可能的风险，以及手术后的恢复期。让患者了解手术并非一劳永逸，而是需要一定的时间来恢复。

（2）术后注意事项。告知患者术后需要遵守的饮食和活动规则，如避免过度用嗓、保持口腔卫生、适当休息等。同时，提醒患者不要过早恢复剧烈活动，以免影响声带恢复。

（3）康复训练。指导患者在术后进行适当的发声训练，以促进声带恢复。这包括正确的呼吸和发声方式，以及逐渐增加发声时间和强度等。

（4）自我监测。教会患者如何自我监测声带状况，如是否有声音嘶哑、疼痛等症状。如果出现异常情况，应及时就医。

（5）定期复查。建议患者定期到医院进行复查，以便医生了解声带恢复情况，及时调整康复方案。

（6）心理调适。手术可能会给患者带来一定的心理压力和焦虑。我们应给予患者足够的关心和支持，帮助他们调整心态，积极面对手术和康复过程。

第三节　喉癌的诊疗与护理

一、喉癌的诊疗

喉癌是头颈部常见的恶性肿瘤，其发病率呈逐年上升趋势，是仅次于肺癌的呼吸道第二高发癌，占全身肿瘤的1%～5%。我国北方发病率高于南方，城市高于农村，男性高于女性。喉癌的发病年龄多见于50～70岁。

喉癌中鳞状细胞癌占93%～99%，腺癌、未分化癌少见，在鳞状细胞癌中以分化较好者为主。根据形态学观察喉癌可分为溃疡浸润型、菜花型、结节型以及混合型。

（一）病因

喉癌的发病原因并不完全明了，可能与以下因素有关。

（1）吸烟、饮酒。吸烟者喉癌发病率明显高于不吸烟者，声门上区癌可能与饮酒有关，当吸烟与饮酒同时存在时，可出现相叠加的致癌作用。

（2）环境污染与职业因素。喉癌与长期吸入大量有害粉尘及气体有关。随着工业化发展，城市中喉癌的发病率明显高于边远农村。

（3）生物学因素。近来发现人乳头状瘤病毒感染、幽门螺杆菌感染与喉癌的发生发展有关。

（4）癌前病变。声带白斑、鳞状上皮重度不典型增生及成年人喉乳头状瘤均可能演变为癌。

（5）性激素。喉是第二性征器官，有发现表明，喉癌可能与性激素及其受体相关。

（二）临床症状

喉癌的症状以声音嘶哑、呼吸困难、刺激性咳嗽、吞咽困难和颈部淋巴结转移为主。肿瘤发生部位不同，症状不一。

（1）声门上区癌。早期常无明显症状，可仅为咽喉部异物感及不适感。肿瘤向深层浸润生长或肿瘤发生破溃后可出现咽喉疼痛、痰中带血等症状。晚期可出现呼吸困难。该部位淋巴管较丰富，易向颈深上淋巴结或颈总动脉分叉处转移。

（2）声门区癌。声嘶是声门区癌的首发症状，随着瘤体增大，声嘶加重。声门裂是呼吸道最狭窄的部位，随着声门癌发展，呼吸通道变狭窄，声带活动受限，出现喉阻塞症状。该区淋巴管较少，不易向颈部淋巴结转移。

（3）声门下区癌。该区因位置隐蔽，早期症状不明显，癌肿破溃可出现痰中带血，向上累及声带可有声嘶，较大者阻塞气道可出现呼吸困难。

（4）跨声门癌。也称贯声门癌，以广泛浸润声门旁间隙为特点，肿瘤在黏膜下扩展，而黏膜表面可相对完整。早期可无症状，出现声嘶时，常已有声带固定。

（三）诊断方法

喉癌的诊断主要依靠病史、体征和辅助检查。对持续声嘶3周以上，尤其是年龄40岁以上的病人，应进行仔细的喉镜检查。对咽喉不适、咽异物感、疼痛及刺激性咳嗽者，需做常规喉镜检查。喉镜检查可观察癌肿发生的部位、大小、形态以及声带的活动度，并对可疑病变取病理活检。专科颈部触诊可判断有无颈部淋巴结肿大、喉体活动度及有无增大等。喉部增强CT扫描可了解病变的范围及颈部淋巴结转移情况。胸部X光、腹部B超等可了解有无全身其他部位的转移。

（四）手术治疗

1.治疗原理

和其他恶性肿瘤一样，喉癌的治疗手段包括手术、放疗、化疗及免疫治疗等，目前多主张以手术为主的综合治疗。手术是喉癌治疗的主要手段，而手术术式的选择与术后病人的生活质量密切相关。应在彻底切除肿瘤的前提下，尽可能保留和重建喉功能。手术方式包括喉部分切除术、喉全切除术及喉全切除术后喉功能重建，根据不同病情，行颈部淋巴结清扫术。单纯放射治疗适用于早期声带癌，声带动度正常者；位于会厌游离缘，比较局限的声门上区癌；全身情况差，不宜手术者；晚期肿瘤，不宜手术治疗的病例（可采用姑息性放射治疗）。也可根据病情行术前或术后放射治疗。

2.手术适应证

手术是治疗喉癌的常用方法，特别是当肿瘤已经扩散或有淋巴结转移时。然而，并非所有喉癌患者都适合手术。一般来说，医生会考虑以下因素：

（1）肿瘤的大小和位置。如果肿瘤较小，且位于喉体的非重要部分，手术可能是更好的选择。如果肿瘤较大，位于喉部的重要区域，手术风险可能会增加。

（2）肿瘤的恶性程度。低恶性程度的喉癌可能更适合手术，而高恶性程度的肿瘤可能需要结合放疗和其他治疗方式。

（3）患者的一般状况。患者的整体健康状况和年龄是决定是否适合手术的重要因素。对于年老体弱的患者，手术的风险可能较高。

3.手术风险与注意事项

喉癌手术的风险因个体差异而异，但常见的风险包括：

（1）呼吸困难或窒息。这是手术后的常见并发症，尤其是在进行全喉切除术时。患者需要接受呼吸支持，如呼吸机辅助呼吸，以防止窒息。

（2）出血。手术过程中可能发生大出血，需要紧急处理。

（3）感染。手术切口感染是一种常见并发症。

（4）声音嘶哑。尽管全喉切除术后的患者将无法说话，但他们通常会经历一段时间的声音嘶哑。

为了降低手术风险，患者应在术前与医生充分沟通，了解手术的详细过程和可能的并发症。患者应遵循医生的指示，包括保持健康的饮食和良好的生活习惯，以帮助术后恢复。同时，患者应准备好必要的医疗文件，如医疗保险卡和病历，以便在需要时使用。

此外，患者在术后应定期复诊，向医生报告任何不适或异常症状。医生会根据患者的恢复情况调整治疗方案，确保患者安全康复。

二、喉癌的护理

（一）护理评估

喉癌手术通常用于治疗晚期喉癌。在进行手术前，护理团队需要仔细评估患者的身体状况，以确保他们能够安全地接受手术。评估内容包括但不限于：

（1）呼吸系统。喉癌可能导致呼吸困难，因此护理团队需要确保患者呼吸通畅，并能够安全地进行呼吸支持。

（2）循环系统。高血压和心脏病可能影响手术的安全性，因此需要密切监测患者的循环状况。

（3）营养状况。营养不良可能导致手术风险增加，因此需要确保患者有足够的营养摄入。

（4）心理状况。喉癌和手术可能对患者造成巨大的心理压力，护理团队需要提供心理支持，帮助患者应对心理压力。

（二）护理目标

护理目标包括确保患者安全度过手术期，顺利恢复健康。具体目标如下：

（1）确保患者呼吸通畅，能够安全地进行呼吸支持。

（2）维持患者血压和心率在正常范围内，降低手术风险。

（3）确保患者有足够的营养摄入，以支持身体恢复。

（4）帮助患者缓解心理压力，提高他们对手术的接受度和信心。

（三）护理措施

1.术前护理

（1）病人心理状态的评估及护理干预

病变对发声、呼吸的影响，病情反复，手术后将暂时或永久失去发声能力，放、化疗后的不良反应，生活质量下降，都对病人心理造成很大压力，使病人产生负性的情绪反应（紧张、恐惧、抵触），甚至陷入极度绝望。医护人员应高度重视这些心理问题，并采取个性化的有针对性的疏导措施，使病人以最佳的心理状态接受手术。

对策如下：

①提供必要的信息。向病人及家属讲解手术的必要性、手术方式、治疗效果、术后辅助发音的方法等，以矫正病人对疾病不正确的认知，使其确立适当的

预期、应对方式或心理防御机制。

②有针对性的行为方法训练。

第一，教会病人自我放松的方法，对病人表达的自身感受应表示认可和理解，及时给予语言或行为的安慰。

第二，鼓励病人的家属和朋友多陪伴病人，共同制定术后的沟通方式、交流方法等，给予情感支持。

第三，护士与病人、家属共同制作术后所需要的小卡片，练习常用手势，准备术后所喜爱的食物等，提高病人的配合度。

③示范与脱敏：请术后恢复较好的病人现身说法，介绍战胜疾病的经验和过程，通过相同疾病病人之间的沟通，逐渐消除病人对疾病及手术的异常恐惧。

（2）术前辅助练习及效果评价

由于喉癌部位的特殊性，为保持呼吸通畅，手术需行气管切开，使呼吸改道，使病人呼吸形态、咳嗽功能改变及语言交流功能受损；为避免经口进食引起伤口感染，术后需留置胃管，导致饮食习惯改变。喉癌手术对病人的机体打击较大，术前辅助练习有助于提高病人的术后适应性。

对策如下：

①语言沟通练习。练习唇语及一些简单的手势，如竖起拇指代表大便、小指代表要小便等，为会写字的病人准备纸笔或写字板。

②练习深呼吸方法。通过练习深呼吸，调整呼吸频率，以加强身体组织的氧气供应。病人安静卧于床上，缓慢反复地吸气、呼气，深吸气时，先使腹部膨胀，然后使胸部膨胀，达到极限后，屏气几秒钟，逐渐呼出气体。呼气时，先收缩胸部，再收缩腹部，尽量排出肺内气体。每日练习2~3次，每次3~5分钟。

③练习自主性咳嗽排痰法。

第一，爆发性咳嗽法：咳嗽前，先深吸气，然后屏气几秒钟，在呼气时开口后用力咳嗽，将痰液咳出。

第二，分段式咳嗽法：将手放于胸前，缓慢呼吸后，连续小声咳嗽，通过多次咳嗽将痰液排出。

2.术后护理

（1）语言沟通障碍的处理及效果评价

气管切开阻断了正常的发声通道，喉切除术破坏了正常的发音器官，病人失去了正常的说话能力，导致不能进行语言沟通。突然丧失语言表达能力，给病人造成极大的困扰及心理压力。及时解决这一问题是喉癌术后的护理重点之一。

对策如下：

①做好心理疏导，告知不能进行正常说话的原因、持续时间及解决方法，减轻病人的心理压力。

②主动关心病人，给予病人足够的交流时间，耐心体会病人所要表达的意思。

③评估病人的读写能力，对能读写的病人使用写字板、纸笔进行沟通，对不能读写的病人使用图片、简单的手势进行沟通。

④鼓励病人充分使用术前约定的手语，或通过肢体语言表达自己的需要。

⑤告知病人言语康复的时间和方法，使病人树立战胜疾病的信心。

（2）呼吸道的管理及预防呼吸道梗阻的发生

喉癌手术切除了喉部组织，导致呼吸道变窄，手术创伤极易导致呼吸道肿胀而使病人发生呼吸道梗阻，气管切开的病人容易发生气管套管堵塞或脱管，严重时会给病人带来生命危险。保持呼吸道通畅是喉癌术后护理的关键。

对策如下：

①安置适当的卧位。对于麻醉尚未恢复者，除特殊医嘱外应保持去枕平卧，头偏向一侧，以防止呕吐物及分泌物所致的误吸。全麻清醒以后，病人应保持半卧位，保持颈部舒展。

②密切观察呼吸情况。观察呼吸的动度、节律以及是否对称，听呼吸音，观察皮肤是否有缺氧、发绀等征象。

③做好气管切开护理，保持气管套管通畅。

第一，适时、正确吸痰，及时有效地吸出气管内分泌物及痰液，避免痰液结痂，每2小时协助病人翻身、拍背，鼓励咳痰。

第二，检查并判断气管套管的长短是否合适，套管系带应打死结，随时检查系带的松紧度并及时调整，避免系带过松引起脱管。

第三，充分湿化气道，及时稀化痰液，有利于痰液排出，使用0.45%的盐水雾化吸入2~3次，套管内间断滴入湿化液，床旁放置湿化器，增加空气湿度。

第四，定时清洗、消毒内套管，防止套管堵塞，每4~6小时清洗一次，内套管取出后要及时放回，内套管脱离外套管的时间最好不超过30分钟，以免痰痂堵塞外套管。

④做好病人及家属的健康指导，提高病人自我保护意识。

第一，告知病人及家属保持气管套管通畅的目的、重要性、注意事项，要适当约束躁动病人，要防意识不清的病人抓扯气管套管及伤口敷料。

第二，告知病人气管套管脱出的危害性，要求做好自我保护，避免自行拔出气管套管，咳嗽时轻压气管套管盘。

第三，出现胸闷、气紧、呼吸不畅等呼吸道阻塞症状时应及时告知医护人员。

⑤气管造瘘口的保护。

第一，对颈部粗肿、皮下气肿剧烈、咳嗽频繁的病人应加强保护，防止脱管，必要时更换加长型气管套管。

第二，保持颈部敷料及气管套管口的纱布垫清洁干燥，被分泌物浸湿或受污染后应及时更换，纱布垫大小应根据切口及套管大小决定，以完全覆盖套管周围皮肤为宜。

第三，喉部分切除的病人在更换纱布垫时应保护好喉模的导线，避免过度牵拉或扯断导线导致喉模移位或脱落。

第四，全喉切除的病人，术后第3天开始即可每天1次取出气管套管进行伤口换药，以彻底清洁造瘘口周围的皮肤，避免血痂、痰痂对造瘘口的刺激，促进伤口愈合。

⑥对呼吸道分泌物及造瘘口的观察。

第一，观察气管套管内分泌物的性状、颜色、量。正常情况下手术当日吸出的分泌物呈血性，每30～60分钟抽吸1次，24小时以后分泌物逐渐变为痰中带血或带血丝，但痰液量会逐渐增多。如吸出大量的血性痰，应及时报告医生处理。

第二，观察气管套管口分泌物的性质。正常情况下会有少量痰液从套管托盘下溢出，如溢出的分泌物过多、呈脓性或有异味，应警惕切口感染。

第三，观察气管套管口周围有无皮下气肿、血肿或淤青，发现异常应及时处理。

第四，观察气管造瘘口有无红肿、压痛，避免过多取放气管套管，减少对造瘘口的刺激。

（3）负压引流的无菌管理与引流物的观察

喉癌的术式较多，手术范围较广及行颈淋巴结清扫术的病人术后需留置负压引流管，目前多采用密闭式负压引流器。应保证负压引流的通畅、有效。观察引流液的颜色、量、性状等，以有效评估切口渗血渗液、伤口愈合情况以及有无伤口感染、咽瘘、乳糜漏等。

对策如下：

①保持有效的引流是关键。使用前仔细检查引流装置的密闭性，注意各衔接处是否密封；连续不间断负压吸引，保持压力相对稳定；严密观察引流器内负压是否足够、有否失效，如引流器瘪陷不够，应重新恢复负压状态。

②妥善固定。使用负压引流器的病人可随身携带负压引流器，但不得高于创口；注意防止引流管压迫或扭曲折叠；引流量多时应及时更换。

③准确记录引流液量。密切观察引流液量并做好记录。一般术后负压引流量24小时内不超过250mL，若超过250mL或短时间内引流过快、过多，呈鲜红色，应考虑有无颈内静脉或小血管出血。若无引流物流出或流出甚少而面颈部肿胀明显，可能为引流管阻塞、折叠或放置于伤口部分的引流管位置不佳影响引流效果，应通知医生及时处理。

④观察引流液的颜色及性状。正常情况下，引流物颜色由暗红变为深红，再变为淡红色，逐渐变淡。若引流液为乳白色，应考虑为乳糜漏。若引流液为大量清亮液体，应考虑为淋巴漏。应汇报医生及时处理，进行局部加压包扎，并遵医嘱调整饮食结构，给予低脂、低盐饮食。

⑤适时拔除引流管。一般在术后第3天24小时引流量少于50mL时，医生即可根据伤口恢复情况拔除负压引流管，并行局部加压包扎。拔除负压引流管后，应观察伤口肿胀情况，有无分泌物从瘘口溢出，局部敷料是否干燥等。

（4）持续低营养状态的纠正

喉癌术后病人正常进食通道受阻，需要留置胃管7天以上，有伤口感染或咽瘘的病人更需长期留置胃管，加之癌症是消耗性疾病，大手术对身体的打击以及伤口修复所需大量能量，造成病人营养摄入不足而出现持续低营养状态。

对策如下：

①病人入院后护士应完成营养状态的评估并记录，评估内容包括体质指数、近期饮食情况、有无消化系统疾病、血液生化指标等。根据营养评估结果及病人饮食习惯，拟定营养食谱，尽快纠正病人低营养状态。

②做好胃管护理。

第一，观察胃内容物的性状、颜色、量。手术后回病房时立即抽吸胃内容物，以后每2～4小时抽吸1次，在检查胃管是否通畅的同时抽出胃内容物，避免病人呕吐。正常情况下手术后第一次抽出的胃液可为咖啡色，以后逐渐减少并清亮，呈淡黄色，如抽出的液体呈血性，量逐渐增多（超过200mL），应警惕应激性胃溃疡或颈部伤口出血，需立即通知医生，给予胃肠减压、禁食。

第二，妥善固定胃管。固定胃管的胶布要正确粘贴，每日检查牢固度，随时更换固定胃管的胶布，鼻腔分泌物较多的病人可以采用棉带捆绑固定的方法，胃管尾端可夹于耳上、用松紧带固定在头部或放于上衣口袋中，确保牢固，避免活动或咳嗽时脱出。

第三，提高病人自我防护意识。告知病人术后安置胃管的目的是保证营养供给，促进伤口愈合，留置胃管如果脱出，再次安置会损伤喉部伤口，导致伤口感染、切口裂开等并发症，强调切勿自行拔出胃管。

③保证肠内营养供给。

第一，管饲时间：正常情况下，术后6～8小时可管饲50mL温开水或生理盐水，如无特殊不适，半小时后可管饲流质饮食。管饲的间隔时间以白天2小时为宜，夜间适当延长，每天可管饲6～8次，可根据病人的饮食习惯及自身需求适当增减。

第二，正确把握管饲量：第一次管饲量不宜过多，最好在100mL以内，以后每次适当增加，第1天以每次150mL为宜，第2天可增加至200mL，消化能力强、无消化系统疾病的病人第3天可逐步增加至300mL。如果鼻饲液是自行配制的，最大量可达到400mL，如果是营养科配制的全营养液/粉，需按要求控制鼻饲量及次数。保证每天摄入总热量控制在25～30kcal/kg，保持病人出入量平衡。鼻饲应遵循少量多次原则。

第三，鼻饲液的配制：鼻饲液宜为清淡、易消化的流质。最佳鼻饲液应由营养师根据病人需求每日拟定并配制，护士应按配制量及要求做好鼻饲，并每日与营养师沟通，告知鼻饲后病人的不良反应（如恶心、呕吐、腹痛、腹胀、腹泻及饥饿感等），以便营养师及时调整配方及需求量。

④全胃肠外营养（TPN）：对于不适合或不能耐受留置胃管的病人，TPN仍是重要的选择。通过TPN为病人补充矿物质、微量元素以及维生素等，可使病人的体重、总脂肪含量等营养指标得到改善。

（四）健康教育

在手术后，护理团队需要向患者提供以下健康教育，以帮助他们了解自己的恢复过程并做好准备：

（1）呼吸训练。教患者如何正确使用呼吸器，以及在手术后如何调整姿势以减轻喉咙不适。

（2）饮食建议。指导患者在手术后如何进食，以及何时可以尝试恢复正常饮食。

（3）康复运动。鼓励患者在手术后进行适当的康复运动，以帮助身体更快地恢复。

（4）复查安排。告知患者何时进行复查，以及复查的重要性。

（5）保持联系。建议患者与护理团队保持联系，以便在恢复过程中遇到问题时能够及时得到帮助。

通过实施上述护理评估、目标和健康教育措施，护理团队可以为喉癌手术患者提供全面、专业的护理，帮助他们安全度过手术期，并尽快恢复健康。

第四节 喉阻塞的诊疗与护理

一、临床表现

喉阻塞亦称喉梗阻，是耳鼻咽喉科常见急症之一。喉部或其相邻组织病变，使喉部通道（特别是声门处）发生狭窄或阻塞而引起呼吸困难。病情严重者，如不及时治疗，可危及生命。它不是一种单独的疾病，而是一个由各种不同病因引起的临床症状。

喉阻塞的常见病因有：①喉部炎症性疾病，如急性喉炎、急性会厌炎等；②喉部水肿，如血管神经性水肿、药物过敏反应等；③喉部异物；④喉外伤，如挫裂伤、挤压伤、腐蚀伤、切割伤等；⑤喉及邻近器官的肿瘤，如喉乳头状瘤、喉癌、下咽癌等；⑥其他，如喉痉挛、喉先天性畸形、声带麻痹等。

喉阻塞的主要症状是呼吸困难，患者会出现呼吸急促、喘息、咳嗽等症状，严重时会出现窒息感。随着病情的加重，患者会出现烦躁不安、面色苍白、出冷汗等表现，甚至出现意识模糊等严重症状。此外，患者还会出现声音嘶哑、喉鸣音等症状，这些症状的出现是因为喉阻塞导致喉部狭窄，影响空气流通。

二、诊断方法

诊断喉阻塞的方法主要包括病史询问、体格检查和影像学检查等。医生会询问患者是否有呼吸困难、窒息感等症状，以及症状出现的时间、频率等。体格检查是诊断喉阻塞的重要方法，医生会检查患者的喉部是否有水肿、炎症等病变，以及喉部周围的器官是否有异常。此外，影像学检查如X光和CT等可以提供喉部结构的详细信息，有助于诊断喉阻塞的病因。

一旦怀疑喉阻塞，应及时就医，医生会根据患者的症状和体征，结合必要的检查手段，做出准确的诊断。常见的诊断方法包括纤维喉镜检查和CT扫描等。在治疗方面，根据病情的严重程度，医生会采取不同的治疗方法，如药物治疗、手术治疗等。

三、手术治疗

（一）治疗原理

喉阻塞是一种严重的病症，可能导致呼吸困难甚至窒息。手术治疗喉阻塞的原理是通过手术方法打开喉部，使呼吸道畅通。具体来说，手术通常涉及切开喉部，扩大喉腔，以解除喉阻塞症状。

（二）手术适应证

手术治疗喉阻塞的适应证主要包括：喉阻塞症状严重，影响患者呼吸和日常生活；经过保守治疗无效；患者年龄较小，呼吸困难可能对其生命安全造成威胁。在进行手术治疗前，医生通常会评估患者的症状和体征，以及全身状况，以确保手术的安全性和有效性。

（三）手术风险与注意事项

手术治疗喉阻塞存在一定的风险，主要包括术后感染、伤口愈合缓慢、呼吸困难复发等。为了降低手术风险，患者需要注意术前准备和术后护理。在术前，患者需要接受全面的检查，确保身体状况良好，能够承受手术；医生会进行必要的药物治疗和保守治疗，以控制喉阻塞症状。在术后，患者需要保持伤口清洁，避免剧烈运动，防止伤口裂开。同时，患者需要遵循医生的建议，按时服药，定期复查，以确保手术效果和身体的康复。

此外，对于手术风险较大的患者，医生可能会采取更为保守的治疗方法，如气管插管、辅助呼吸等，以确保患者的生命安全。

四、喉阻塞的护理

（一）护理评估

喉阻塞是喉部常见的一种疾病，手术是主要的治疗方法。在手术之后，患者需要进行一段时间的护理，以确保手术效果和康复。在护理评估过程中，我们需要关注患者的身体状况、心理状态以及生活习惯等方面。

（1）身体状况：观察患者的呼吸状况，包括呼吸频率、深度、声音等，判断手术效果。同时，注意患者的体温、脉搏、血压等生命体征，以及伤口的愈合情况。

（2）心理状态。喉阻塞手术可能会给患者带来一定的心理压力，我们需要关注患者的情绪变化，给予必要的心理支持，帮助患者树立信心，积极面对手术。

（3）生活习惯。了解患者的饮食习惯、作息时间、运动情况等，确保患者保持良好的生活习惯，有助于术后恢复。

（二）护理目标

我们的护理目标是将患者护理到位，确保患者能够顺利康复。具体来说，我们需要达到以下护理目标：

（1）确保患者呼吸通畅，无呼吸困难。

（2）伤口愈合良好，无感染迹象。

（3）患者情绪稳定，能够积极配合治疗和护理。

（4）患者生活习惯良好，能够保持良好的身体状态。

（三）护理措施

1.术前护理

（1）心理护理。由于患者对手术存在恐惧感，因此医护人员应积极与患者沟通，向患者及其家属详细介绍手术的方法和过程，以缓解其紧张情绪，使其积极配合手术治疗。

（2）休息与饮食。保证患者充分休息，避免剧烈咳嗽和搬动患者以免加重病情。为患者提供高蛋白、高热量、易消化的清淡饮食，如稀粥、面条等，以利于术后恢复。

（3）呼吸道准备。术前应协助患者排痰，保持呼吸道通畅。同时，根据病情遵医嘱给予抗生素预防感染。

（4）积极做好术前准备，遵医嘱急查血常规、出凝血时间、动脉血气分析等，建立静脉通道。

（5）床旁备好气管切开包、气管套管（具体类型及型号根据病人的年龄、性别及病情而定）、气管扩张器、外科手术剪、止血钳、头灯、吸引器、生理盐水、导尿包、氧气筒、局部麻醉药物、肾上腺素、手套、注射器，心电监护仪等，随时做好抢救准备。

（6）病室内应保持适宜的温度、湿度，以利于病人呼吸。

（7）减少陪伴人数，必要时以围帘遮挡，为病人创造安静的休息环境。

（8）保持病房走廊及病室通道通畅，以免延误抢救时间。

2.术后护理

（1）观察生命体征。术后应密切监测患者的生命体征，如体温、脉搏、呼吸、血压等，以及术后伤口渗血情况。如有异常应及时通知医生处理。

（2）体位与休息。术后患者应去枕平卧，头偏向一侧或半卧位，以利于呼吸。同时，保证患者充分休息，避免剧烈运动和过度劳累。

（3）饮食护理。术后6小时内禁食水，以免食物返流引起窒息。术后6小时后可给予患者温凉、稀软的食物，如米汤、鱼汤等，以促进伤口愈合。

（4）伤口护理。保持伤口敷料干燥、清洁，如有渗血、渗液应及时更换敷料。同时，观察伤口愈合情况，如有无感染、出血等。

（5）并发症预防。术后可能出现的并发症包括喉水肿、出血、感染等。应遵医嘱给予抗生素预防感染，并密切观察患者的病情变化。如有异常应及时通知医生处理。

总之，喉阻塞手术的护理包括术前和术后的精心护理。医护人员应密切观察患者的生命体征，做好体位、饮食、伤口等方面的护理工作，同时预防并发症的发生。在护理过程中，应积极与患者沟通，给予心理支持，以帮助患者顺利度过手术期。

（四）健康教育

为了帮助患者更好地康复，我们还需要给予患者一定的健康教育，具体包括以下几个方面：

（1）讲解手术相关知识。向患者解释手术过程、术后注意事项等，帮助患者更好地理解手术。

（2）指导患者正确呼吸。教会患者正确的呼吸方法，避免因呼吸不畅导致的不适。

（3）强调术后护理的重要性。告知患者术后护理对手术效果和康复的重要性，如保持伤口清洁、避免剧烈运动等。

（4）解答患者疑问。及时解答患者关于手术和护理的疑问，帮助患者更好地了解自己的病情和护理方法。

（5）提醒复诊时间。根据患者的恢复情况，提醒患者按时复诊，以便医生了解患者的恢复情况，及时调整治疗方案。

总之，喉阻塞手术的护理是一个综合性的过程，需要关注患者的身体状况、心理状态和生活习惯等方面。通过精心护理和健康教育，我们能够帮助患者顺利康复，提高患者的生活质量。

第五章　颈部疾病的诊疗与护理

第一节　甲状舌管囊肿及瘘管的诊疗与护理

一、临床表现

甲状舌管囊肿及瘘管，是颈部最常见的先天性疾病，其发生与甲状舌管的胚胎发育异常有关。在胚胎发育过程中，甲状舌管退化形成细长的索状物，若索状物未退化，瘘管继续存在，瘘管两端闭合而中央保持开放，黏液状分泌物不能排出时则产生潴留性囊肿。囊肿与舌骨间有纤维组织索相连，吞咽与伸舌时囊肿可上下移动，穿刺可抽得黏液性分泌物，感染后呈脓性液带有半透明的黏液。当囊肿发生感染时，局部皮肤发红、压痛。感染后囊肿与皮肤粘连，分泌物变成脓性液。若囊肿穿孔，瘘管长期不愈，有时瘘管结痂后暂时闭合，当经过一段时间分泌物潴留增多，瘘管外口再次破溃，瘘管的愈合与破溃交替进行，非经手术切除瘘管无法痊愈。囊肿与瘘管大多位居颈前正中线，少数偏向一侧。多数病人以颈前肿块就诊，肿块缓慢增大，多无明显不适。

甲状舌管囊肿及瘘管临床表现主要取决于囊肿或瘘管的大小、位置和伴随感染的情况。

（1）囊肿。甲状舌管囊肿通常为无痛性肿块，其大小可从轻微的腺体增大到巨大。囊肿内可能含有清澈或黏稠的液体。随着时间的推移，囊肿可能会变得更大，导致吞咽困难、呼吸急促和颈部疼痛。

（2）瘘管。瘘管通常在皮肤下形成，可能表现为一条狭窄的管道，连接到皮肤表面或接近皮肤的位置。瘘管内可能含有脓液或黏液，可能导致感染和疼痛。

二、诊断方法

诊断甲状舌管囊肿及瘘管主要依赖于临床观察和必要的检查。

（1）触诊。医生通过触诊可以初步确定病变的位置、大小和性质。对于囊肿，触诊通常会感觉到一个柔软的、可移动的肿块。对于瘘管，触诊可能会感觉到一条通向皮肤表面的狭窄管道。

（2）X光检查。X光检查可以帮助确定囊肿的位置和大小，以及是否与周围结构有连接。

（3）超声检查：超声检查是一种无创的检查方法，可以提供高清晰度的图像，帮助医生评估囊肿和瘘管的性质。

（4）CT和MRI扫描。对于复杂的病例，CT和MRI扫描可以提供更详细的组织结构信息，帮助医生制定治疗方案。

（5）病理学检查。如果需要更精确的诊断，医生可能会进行病理学检查，包括活检和细胞学检查。

总的来说，诊断甲状舌管囊肿及瘘管需要结合患者的病史、体格检查以及影像学和实验室检查结果。通过了解这些症状和诊断方法，医生可以准确诊断并制定适当的治疗方案。

三、手术治疗

（一）治疗原理

甲状舌管囊肿及瘘管手术是一种针对甲状舌管囊肿和瘘管的治疗方法。甲状舌管囊肿是一种发生在颈部前部的囊肿，通常在儿童的发育期出现。瘘管则是连接两个组织或器官的管道，通常是由于感染或损伤引起的。手术的主要目标是通过移除囊肿或瘘管，以消除感染源，恢复正常的生理功能。

（二）手术适应证

手术适应证主要包括：

（1）囊肿或瘘管持续存在，影响生活质量，如疼痛、肿胀、感染等。

（2）囊肿或瘘管增大，可能引起并发症，如感染扩散、压迫周围组织等。

（3）影像学检查显示囊肿或瘘管内有异常信号，可能存在恶变风险。

（4）由于甲状舌管囊肿及瘘管分支较多、不规范的手术方式等，该病有反复发作的特点，病人常需再次手术。

在考虑手术时，应与患者充分沟通，确保患者了解手术的风险和效果，并在患者充分理解并同意的情况下进行手术。

（三）手术风险与注意事项

手术风险主要包括：

（1）出血和感染。手术过程中可能发生出血，特别是在囊肿或瘘管周围的组织。感染是手术后常见的并发症，尤其是在囊肿切开引流时。

（2）神经损伤。手术过程中可能损伤到周围的神经，导致术后吞咽、说话、感觉等功能障碍。

（3）疤痕形成。手术后的疤痕可能会影响美观和功能。

四、甲状舌管囊肿及瘘管的护理

（一）护理评估

术前对甲状舌管囊肿及瘘管进行详细的评估能为医生把握手术时机和选择术式提供第一手临床资料；同时给予必要的、有针对性的术前护理干预，以确保手术顺利及安全。

（1）评估病人年龄，有无感冒、发热征象。

（2）评估甲状舌管囊肿及瘘管的部位、大小，以及甲状舌管囊肿及瘘管是否存在急性感染，患处有无红、肿、热、痛、脓性分泌物溢出等感染体征，在感染期严禁手术。

（3）评估病人有无甲状舌管囊肿及瘘管手术史、是否为术后复发、手术的次数等。

（4）评估病人的心理状态，是否因多次手术而失去信心，进行相应的护理干预。

（二）护理目标

我们的护理目标包括：确保患者安全顺利地接受手术，降低术后并发症的发生率，促进患者术后恢复。具体来说，我们需要确保患者按时服药，调整饮食，避免剧烈运动，保持良好的心理状态，并定期进行复查。

（三）护理措施

甲状舌管囊肿及瘘管手术是一种常见的外科手术，用于治疗这种疾病。在手术前后，护理对于患者的康复至关重要。

1.术前护理

（1）心理护理。患者可能对手术感到恐惧和不安。医护人员应与患者建立良好的沟通，解释手术过程，解答他们的疑问，帮助他们放松心情，积极面对手术。

（2）饮食调整。术前应鼓励患者保持健康的饮食习惯，增加蛋白质和维生素的摄入，以帮助身体恢复。避免油腻、刺激性食物，以免影响手术进程。

（3）避免感染。在术前，患者应避免感冒、喉咙发炎等疾病，以免影响手术。如有任何炎症，应尽早告知医护人员进行处理。

（4）身体准备。检查患者的身体状况，如血压、血糖等。如有需要，应提前进行相应的治疗。此外，清洁颈部区域也是必要的，以减少术后感染的风险。

2.术后护理

（1）观察生命体征。术后，医护人员应定期监测患者的生命体征，如呼吸、血压、脉搏等，以确保他们处于良好的康复状态。

（2）保持伤口清洁。术后，患者应避免触摸、污染伤口。如发现伤口有渗血、肿胀等情况，应及时告知医护人员进行处理。

（3）饮食护理。术后早期，患者应以流质食物为主，逐渐过渡到半流质食物。避免刺激性食物，以免影响伤口愈合。

（4）疼痛管理。部分患者术后可能感到疼痛。医护人员可用疼痛评估量表评估病人疼痛的程度；可提供适当的止痛药物，以减轻疼痛；向病人讲解引起吞咽疼痛的原因，减轻病人的心理负担；指导病人术后进温凉的流质、半流质饮食，避免咀嚼引起的疼痛；暂禁经口进食的病人，遵医嘱留置鼻胃管管饲饮食，并加强口腔护理；轻度疼痛可以采取转移注意力的方式减轻；中重度疼痛遵医嘱使用镇痛药物。

（5）术后密切观察病情变化，监测体温、脉搏、呼吸、血压和血氧饱和度，重视病人不适主述。

（6）观察病人颈部伤口有无肿胀及渗血，血浆引流管内引流物的性质及量，以判断颈部伤口有无出血。

（7）观察病人有无声音嘶哑、失声、呼吸困难等喉返神经损伤的表现。

（8）遵医嘱给予雾化吸入以减轻气道水肿、促进分泌物排出。

（9）遵医嘱静脉用药减轻病人气道水肿。

（10）康复锻炼：在恢复期间，鼓励患者进行适当的康复锻炼，如颈部活动等，以促进血液循环，加快康复速度。

（11）复查：患者应在术后定期回医院复查，以了解手术效果和伤口愈合情况。

（四）健康教育

以下是我们为甲状舌管囊肿及瘘管手术患者提供的健康教育建议：

（1）手术后的注意事项。手术后，患者需要保持口腔和颈部的清洁，避免剧烈运动，以免影响伤口愈合。同时，需要按照医生的建议按时服药，并定期到医院进行复查。

（2）饮食调整。手术后，患者需要调整饮食，多食用高蛋白、高维生素的食物，避免食用刺激性食物，以免影响伤口愈合。

（3）心理调适。手术可能会给患者带来一定的心理压力，我们需要给予患者足够的关心和安慰，帮助患者保持良好的心理状态。

（4）定期复查。手术后，患者需要定期到医院进行复查，以便医生了解患者的恢复情况，及时调整治疗方案。

（5）预防感染。手术后，患者需要注意个人卫生，避免感冒、发烧等感染症状的发生。

第二节　鳃裂囊肿及瘘管的诊疗与护理

一、临床表现

鳃裂囊肿及瘘管（branchial cyst and fistula）由胚胎时期鳃沟或鳃囊（或称咽囊）发育异常引起。人类胚胎有四对明显的鳃沟和鳃囊，相邻鳃沟之间的隆起称为鳃弓。目前组织学按鳃弓的胚胎发育及其特定的解剖位置，将鳃裂囊肿分为第一至第四鳃裂囊肿。第一鳃裂囊肿外瘘口多位于下颌角后下方与胸锁乳突肌前缘之间的颈部皮肤，内瘘口位于外耳软骨、耳屏、乳突等处，表现为颈侧上方逐渐肿大的结节，第一鳃裂囊肿占所有鳃裂畸形的10%以下。第二鳃裂囊肿外瘘口大多位于胸锁乳突肌前缘下1/3处，内瘘口则在腭扁桃体窝，表现为颈侧中部逐渐肿大的包块，大约90%的鳃裂囊肿起源于第二鳃裂畸形。第三、第四鳃裂囊肿临床罕见，二者均位于下颈部胸骨上或锁骨上，瘘管在胸锁乳突肌前缘中下1/3交界处，周围有外瘘口，内瘘口均在梨状窝周围。

鳃裂囊肿及瘘管这种疾病的主要症状包括颈部不适、疼痛、肿胀，以及瘘管内流出的黏液或脓液。

囊肿和瘘管的大小和位置可能因人而异，一些患者可能在出生时即出现症状，而另一些患者则可能在成年后才被诊断出。此外，囊肿和瘘管还可能并发感染，导致病情加重。

二、诊断方法

鳃裂囊肿及瘘管的诊断主要依赖于医生的临床经验和影像学检查。医生通常会通过触诊、视诊和听诊来确定囊肿和瘘管的性质和位置。在怀疑有感染的情况下，医生可能会进行血液检查和影像学检查，如超声、CT或MRI等。

此外，对于复杂病例，医生可能会建议进行细针抽吸术或病理活检以获取组织样本，进行病理学检查以确诊。对于怀疑有恶变可能的病例，医生可能会建议进行淋巴结活检以排除转移。

一旦诊断明确，医生会根据患者的具体情况制定相应的治疗方案。通常，手术切除是治疗鳃裂囊肿及瘘管的主要方法。在手术前，医生通常会进行必要的准备工作，如控制感染、评估患者的身体状况等。手术后，医生会根据患者的恢复情况给予相应的护理和治疗。

三、手术治疗

鳃裂囊肿及瘘管是较为常见的一种先天性疾病，手术是治疗鳃裂囊肿及瘘管的主要方法。

（一）治疗原理

手术治疗鳃裂囊肿及瘘管的原理主要是通过手术切除囊肿或瘘管和受累的皮

肤，达到根治的目的。在手术过程中，医生会根据患者的具体情况，选择合适的手术方法，如囊肿切除术、瘘管切开术等。同时，医生还会对患者的周围组织进行修复，防止术后复发。

（二）手术适应证

手术适应证主要包括以下几个方面：

（1）囊肿或瘘管较大，影响患者的生活质量。

（2）囊肿或瘘管反复感染，药物治疗无效。

（3）囊肿或瘘管发生癌变的可能。

（4）患者年龄较大，囊肿或瘘管长期存在可能引起周围组织损伤。

如果患者符合以上任意一种情况，就需要考虑手术治疗。但需要注意的是，手术前需要进行充分的检查和评估，确保患者身体状况良好，能够耐受手术。

（三）手术风险与注意事项

手术风险主要包括以下几个方面：

（1）麻醉风险。手术需要麻醉，麻醉风险需要根据患者的具体情况进行评估。如果患者的身体状况较差，需要特别注意麻醉的风险。

（2）术中出血。鳃裂囊肿及瘘管的位置较为特殊，术中可能需要进行局部组织的分离和切除，可能导致术中出血。

（3）感染。鳃裂囊肿及瘘管长期存在可能导致周围组织感染，手术后也容易发生感染。因此，手术后需要加强抗感染治疗。

（4）神经损伤。鳃裂囊肿及瘘管手术过程中可能涉及周围神经，如果操作不当可能导致神经损伤。

四、鳃裂囊肿及瘘管的护理

（一）护理评估

术前对鳃裂囊肿及瘘管进行详细的评估，根据病人的影像学检查及临床表现判断病人鳃裂囊肿及瘘管的类型，预测可能会出现的并发症，对病人进行预见性护理。

（1）评估病人鳃裂囊肿及瘘管的部位、大小，进行针对性的术前健康宣教。

（2）评估鳃裂囊肿及瘘管是否存在急性感染，患处有无红、肿、热、痛及脓性分泌物溢出等感染体征。如处于急性感染期，应进行2周的抗感染治疗。

（3）评估病人有无鳃裂囊肿及瘘管手术史、是否为术后复发、手术的次数。

（4）评估病人的心理状态，是否因多次手术而失去信心，进行相应的处理。

（二）护理目标

护理目标主要包括确保患者安全顺利地度过手术过程，以及帮助他们尽快恢复健康。具体目标如下：

（1）确保患者在手术前得到充分的准备，包括饮食调整、药物使用和必要的身体检查。

（2）帮助患者在手术过程中保持冷静，配合医生的治疗。

（3）术后，确保患者得到足够的休息，避免剧烈运动，防止囊肿破裂或瘘管再次感染。

（4）定期监测患者的生命体征，观察是否有手术并发症的出现。

（5）在患者恢复期，鼓励他们积极进行康复训练，以提高自理能力。

（三）护理措施

1.术前护理

在鳃裂囊肿及瘘管手术前，患者需要进行充分的术前准备。首先，应与患者进行充分沟通，告知手术过程及可能的并发症，增强患者的信心和配合度。同时，为确保手术顺利进行，需要做好以下术前护理：

（1）饮食调整。术前应指导患者合理饮食，避免过于油腻和刺激性食物，以减轻身体负担。

（2）皮肤准备。手术前需对患者的皮肤进行清洁，特别是囊肿和瘘管的周围区域，以减少感染风险。

（3）药物准备。根据患者的具体情况，可能需要在手术前使用抗生素以预防感染。

（4）心理护理。患者可能会对手术产生恐惧和焦虑，因此需要给予患者充分的心理支持，帮助其放松心情，积极面对手术。

2.术后护理

（1）术后护理的关键点

术后护理对于鳃裂囊肿及瘘管手术至关重要，以下是术后护理的关键点：

①观察生命体征。术后需密切观察患者的生命体征，如发现异常应及时报告医生。

②切口护理。保持切口的干燥和清洁，避免感染。如需换药，应轻柔、缓慢，减少疼痛和损伤。

③饮食调理。术后应指导患者合理饮食，以促进康复。一般建议食用清淡、易消化的食物，如蔬菜、水果等。

④药物使用。根据医生指示，正确使用抗生素和其他药物，以预防感染和减轻疼痛。

⑤术后康复。鼓励患者早期进行适当活动，以促进血液循环和身体恢复。但需注意避免剧烈运动，以免影响伤口愈合。

⑥心理疏导。术后患者可能会感到不适或疼痛，需给予充分的关心和支持，帮助患者缓解心理压力。

⑦复查安排。术后应根据医生建议定期进行复查，以确保伤口愈合和手术效果。

（2）术后护理难点及对策

①鼻饲管的护理及口腔清洁的维护

第三鳃裂瘘管的内口位于梨状窝内，术后应禁止经口进食，保持口腔清洁，避免伤口感染。安置胃管管饲流质饮食，促进伤口愈合。

对策如下：

第一，给予口腔护理，指导病人用漱口液漱口，保持口腔清洁，避免伤口感染。

第二，向病人及家属讲解留置胃管的目的，取得病人及家属的配合，提高病人对安置胃管的耐受性，避免因不适自行拔出胃管。

第三，妥善固定胃管，每日检查胃管插入的深度及牢固性，避免胃管脱出。

第四，做好饮食管理，管饲高蛋白的流质饮食，促进伤口的愈合。

②面瘫的观察及护理

因面神经从颈乳孔出颅，颈乳孔是第二鳃弓的衍生组织，所以第一鳃裂瘘管与面神经关系密切，尤其是多发性瘘管，可与面神经主干或其分支交叉、缠绕，更易发生面神经损伤。

对策如下：

第一，与主管医生沟通，了解病人术中有无面神经损伤等情况，以便采取有针对性的护理措施。

第二，术后严密观察病人抬眉、闭眼、龇牙、鼓腮情况，以判断病人有无面瘫发生，发现异常及时与医生沟通，采取必要的干预措施。

第三，告知病人及家属术后发生面瘫的可能因素，如术后局部组织肿胀、伤口加压包扎可发生暂时性面瘫。告知其面瘫会随肿胀消退而好转，做好健康宣教，以减轻病人及家属的恐慌心理。

第四，术后遵医嘱给予营养神经的药物治疗，并关注用药效果。

（四）健康教育

在手术后的康复过程中，健康教育是至关重要的。以下是为患者提供的教育内容：

（1）指导患者正确使用口腔卫生用品，如牙刷和牙线，以保持口腔清洁，防止感染。

（2）解释定期复查的重要性，以便医生能够监控患者的恢复情况。

（3）告知患者手术区域的保护措施，如避免剧烈撞击或过度拉伸，以防止囊肿破裂或瘘管再次感染。

（4）鼓励患者遵循健康的饮食习惯，多摄入富含维生素和蛋白质的食物，以促进伤口愈合。

（5）教导患者如何应对可能的术后不适，如疼痛、肿胀等，并提供应对策略。

（6）强调定期复诊的时间表，以便患者能按时进行复查。

第三节　甲状腺的诊疗与护理

一、临床表现

甲状腺疾病的临床表现因疾病类型和严重程度而异。

（1）甲状腺结节。大多数甲状腺结节没有症状，只有在体检或进行其他检查时才会被发现。较大的结节可能会引起颈部疼痛、肿胀和呼吸困难。

（2）甲状腺肿瘤。甲状腺肿瘤是头颈部常见的肿瘤之一，女性多见。症状为颈前正中肿块，随吞咽活动，部分病人还有声音嘶哑、吞咽困难、呼吸困难。

甲状腺肿瘤种类多。甲状腺良性肿瘤很常见，在颈部肿块中约占50%。一般无明显症状，当瘤体较大时，会因为压迫气管、食管、神经而导致呼吸困难、吞咽困难、声音嘶哑等症状，当肿瘤合并出血而迅速增大时会产生局部胀痛。

甲状腺恶性肿瘤中最常见的是甲状腺癌（thyroid carcinoma），极少数可有恶性淋巴瘤及转移瘤，甲状腺癌占全身恶性肿瘤的1%。除髓样癌外，绝大部分甲状腺癌起源于滤泡上皮细胞。甲状腺癌早期甲状腺癌通常没有明显症状，随着病情发展，可能会出现颈部疼痛、肿胀、呼吸困难、声音嘶哑等症状。

（3）甲状腺功能亢进症。甲状腺功能亢进症的主要症状包括心悸、手抖、怕热、易怒、多食、体重减轻等。

（4）甲状腺功能减退症。甲状腺功能减退症的症状包括疲劳、怕冷、便秘、肿胀、反应迟钝等。

二、诊断方法

甲状腺疾病的诊断方法包括体格检查、实验室检查和影像学检查。

（1）体格检查。医生会观察患者的颈部，检查甲状腺的大小、质地和活动度，以及听诊颈部和气管周围的血管杂音。

（2）实验室检查。包括测定血清甲状腺激素水平、促甲状腺激素（TSH）水平等。通过测定TSH水平可以评估甲状腺激素对垂体功能的调节，有助于判断甲状腺功能是否正常。

（3）影像学检查。超声检查是评估甲状腺结节最常见的方法。计算机断层扫描（CT）和磁共振成像（MRI）可用于评估甲状腺癌的侵犯程度和转移情况。

综上所述，甲状腺疾病的临床表现多种多样，诊断方法也因疾病类型和严重程度而异。了解这些诊断方法对于早期发现和治疗甲状腺疾病至关重要。建议定期体检，以便及早发现和治疗甲状腺疾病。如有疑虑，请及时就医咨询专业医生。

三、手术治疗

（一）治疗原理

甲状腺疾病是内分泌系统的一种常见疾病，包括甲状腺功能亢进、甲状腺功能减退、甲状腺结节、甲状腺癌等。手术治疗是治疗甲状腺疾病的一种常用方法，其原理是通过手术切除病变的甲状腺组织，以达到治疗疾病的目的。

（二）手术适应证

手术适应证主要取决于疾病的类型和严重程度。一般来说，对于严重的甲状腺功能亢进或功能减退，以及较大的甲状腺结节或肿瘤，手术治疗是必要的。此外，对于某些类型的甲状腺癌，如侵犯周围组织或转移可能性大的，手术也是主要的治疗方法。手术切除是各型甲状腺癌的基本治疗方式，包括甲状腺本身的手术和颈淋巴结清扫术。只要确诊为甲状腺分化癌（乳头状甲状腺癌和滤泡状甲状腺癌），应行全甲状腺切除术。对于甲状腺分化癌有淋巴结肿大者，应行颈淋巴结清扫术。除手术治疗外，辅助治疗包括应用核素、甲状腺激素和放射外照射等。

（三）手术风险及注意事项

（1）风险。手术风险主要来自手术并发症，如出血、神经损伤、甲状旁腺功能减退等。这些并发症的发生率虽然较低，但可能对患者的健康造成严重影响。

（2）术前准备。患者在手术前应进行全面的身体检查，包括甲状腺功能检查、心电图检查、凝血功能检查等。同时，应调整好药物，以减少手术风险。

（3）术后护理。术后应密切观察患者的生命体征，及时处理可能出现的并发症。同时，应保持伤口清洁干燥，避免感染。

（4）饮食与休息。术后应遵循医生建议的饮食和休息规则，以促进伤口愈合和身体恢复。

（5）避免过度劳累。手术后一段时间内，患者应避免过度劳累，以免影响康复。

（6）心理调适。手术治疗可能会给患者带来一定的心理压力，应积极调整心态，配合医生的治疗建议。

总的来说，手术治疗甲状腺疾病虽然是一种有效的治疗方法，但也需要充分了解其风险和注意事项。在医生的指导下进行治疗，才能最大限度地保障患者的健康。

四、甲状腺疾病手术的护理

（一）护理评估

在进行甲状腺疾病手术前，对患者进行全面的评估是至关重要的。评估的内容应包括患者的身体状况、病史、家族史以及当前的健康状况。以下是一些需要特别注意的评估点：

（1）身体状况。检查患者的全身状况，评估其是否有其他潜在的健康问题，如高血压、糖尿病等。

（2）病史。询问患者是否有甲状腺疾病的家族史，以及是否曾有过类似的症状。

（3）症状。了解患者甲状腺疾病的严重程度，以及症状的持续时间。

（4）情绪。观察患者的情绪状态，了解其对疾病的认知和情绪反应。

（5）饮食和睡眠。评估患者的饮食和睡眠状况，了解其对手术的适应程度。

（二）护理目标

护理的目标是确保患者在手术前和手术后得到适当的护理，以降低并发症的风险，促进康复。具体的护理目标如下：

（1）确保患者身体状况良好，能够承受手术。

（2）确保患者对手术有正确的认知，能够积极应对手术后的不适和恢复过程。

（3）确保患者得到充足的营养支持，以促进伤口愈合和身体恢复。

（4）确保患者得到充分的休息和睡眠，以减轻疼痛和不适。

（三）护理措施

1.术前护理

（1）心理护理。患者对于手术有一定的恐惧和担忧，因此心理护理至关重要。应向患者解释手术的必要性、手术过程和术后注意事项，以减轻其紧张情绪，使其积极配合治疗。

（2）饮食与休息。术前应保证患者有足够的营养摄入，以增强身体抵抗力。同时，应保证患者有充足的睡眠，以减轻术后疼痛。

（3）术前检查。包括血常规、尿常规、心电图、肝肾功能等，以确保患者适合手术。

2.术后护理

（1）卧位与活动

甲状腺手术过程中强制性的颈过伸位可引起一系列脑血管的病理生理变化，造成脑缺血缺氧、肿胀、颅内压增高，如果术后再继续平卧，病人会感到全身不适、头痛、头晕、烦躁不安。长期平卧位腰椎虽不受体重的影响，但各椎体之间的肌肉韧带长期处于伸展位，会产生酸困感，降低病人的舒适度。术中及术后由于长时间卧床不动，加上手术应激，病人容易发生血流动力学改变，使静脉血栓栓塞症的发生。术后应鼓励病人早期下床活动，以预防血栓及加速康复。

对策如下：

①全麻术后清醒的情况下即抬高床头取半卧位，有利于降低手术切口的张力，促进切口积液的引流，有利于呼吸，减轻头部胀痛。

②术后早期尽量避免大幅度活动颈部，变换体位时用手托住病人头颈部，如医嘱有颈部制动或特殊体位要求，应指导病人勿活动颈部，告知颈部制动的原因，避免并发症的发生。

③术后当天病人卧位休息，术后第1天起可下床逐步活动，步行≥1000m，达不到步行标准者床上屈膝关节15～20分钟，3次/天，以后逐渐增加活动量。

④根据医嘱及病人伤口恢复情况，指导病人渐进性行颈部功能锻炼，行5分钟颈部前屈、旋转和回环等活动，再行颈部放松运动，2～3次/天，15～30分钟/次，预防颈部伤口挛缩。注意应适度活动，避免颈部剧烈活动，有不适应立即停止活动。

（2）引流管的护理

头颈外科术后留置引流管可促进创面分泌物充分引流，控制感染，促进伤口愈合。重大手术后因麻醉、疼痛等导致病人出现烦躁不安、意识不清、床上翻身等，可能致使引流管脱落。术后做好引流管护理非常重要，可有效避免非计划拔管，减少重置管率，减少院内感染的机会。

对策如下：

①术后返回病房应妥善固定好引流管，防止其脱落。使用高举平抬法固定好管路，加强巡视，胶布潮湿、卷边、黏性下降时，及时更换，并有效固定。

②根据引流管的不同类型妥善固定引流管及引流袋，位置不可过高或过低，避免引流管移位、脱出，防止逆行感染。

③避免引流管折叠、扭曲、受压，定时挤压，保持引流通畅，如引流不畅应查明原因并给予相应处理。

④观察并记录引流液的性质及量，如有异常情况，及时通知医生。

⑤认真做好非计划拔管风险评估，低度风险每周评估一次，中度风险每周评估两次，高度风险每24小时评估一次，高危病人床头及腕带应做好清晰标识，提醒值班护士注意观察及交接班。

⑥对病人及家属做好健康教育，告知留置引流管的目的和重要性，做好心理护理，使病人及家属知晓并积极配合。

（3）并发症的观察及预防

①出血的观察及护理。

术后出血是甲状腺手术最严重的并发症，通常发生在术后24小时内，最常发生在术后6~8小时。甲状腺术后出血的常见原因包括干呕、呛咳、屏气动作、血压升高、甲状腺实质血管增生、自身存在出血倾向等。出血过多容易导致病人出现休克和心脏停搏，甚至导致病人死亡。

对策如下：

第一，密切观察生命体征，观察伤口敷料及引流液的颜色、性状及量。出现颈部伤口敷料有较多渗血或负压引流24小时引流量大于500mL或1小时内大于100mL，即为出血，应立即通知医生，及时处理。

第二，观察颈部是否肿胀、呼吸是否通畅，如有异常及时通知医生。

第三，更换颈部敷料，给予加压包扎，颈部制动。

第四，及时遵医嘱正确使用止血药。

第五，保持静脉通道通畅，补液、交叉配血、备血。

第六，如出血严重，应紧急手术止血。

②伤口感染的观察及护理。

伤口感染是头颈外科手术后的常见并发症。伤口感染、愈合不良等会影响病人治疗效果，同时还会在不同程度上延长病人住院时间，严重者还可诱发各种感染性疾病及器官功能衰竭，导致休克及死亡。因此，积极预防头颈外科手术后伤口感染，确保病人伤口良好愈合至关重要。

对策如下：

第一，密切观察病人伤口情况，当颈部伤口出现异常分泌物，伤口周围红、肿、疼痛明显，局部皮温高时，提示有感染发生，应立即通知医生并协助处理。

第二，严格无菌技术操作，规范局部换药。

第三，根据分泌物细菌培养结果，遵医嘱正确使用敏感抗生素。

第四，保持敷料清洁干燥，浸湿或污染后及时更换。

第五，必要时局部使用六合丹等中药外敷。

③喉返神经损伤的观察及护理。

喉返神经损伤主要由手术中切断、缝扎、挤压或过度牵拉喉返神经所致，也有少数由血肿压迫或瘢痕组织的牵拉所致。常为单侧内支损伤，表现为声音嘶哑、饮水呛咳，绝大多数是暂时性的，经2～3周即可自行恢复。双侧损伤表现为失声、呼吸困难甚至窒息，应及早手术。

对策如下：

第一，密切观察病人呼吸情况、有无气紧或活动后气紧现象，发现异常立即通知医生处理。

第二，密切观察病人发音、吞咽功能，麻醉清醒后鼓励病人说话，了解其发声情况，判断有无声音嘶哑或语调降低。

第三，注意观察病人饮水和进食情况，鼓励进食便于吞咽的流质饮食，克服吞咽不适的困难，逐步过渡为半流质饮食及软食。

第四，单侧喉返神经损伤病人声带活动障碍，声门关闭不全，其健侧声带发声时超过中线并接触患侧声带，从而改善发音，可指导病人进行发音练习。发音练习方法：病人用同侧四指按住喉结两旁向中线靠拢，并同时发"啊、哦"等颤抖单音；双侧损伤则可采用"弹唇练习"，双唇闭合并用气息冲击双唇使其颤动，发出"嘟嘟"声。该练习可用于声带按摩，帮助康复。

第五，对于双侧喉返神经损伤病人，应根据其呼吸情况选择手术时机，并做好病人及家属的健康宣教。

④手足抽搐的观察及护理。

手术时甲状旁腺被误切、挫伤或其血液供应受累都可引起甲状旁腺功能低下。随着血钙浓度下降，神经肌肉的应激性显著提高，引起手足抽搐。手足抽搐多发生在术后1～3天。

对策如下：

第一，术后注意询问病人面部、口唇周围和手足有无针刺和麻木感。一旦产生症状，可适当控制饮食。限制摄入含磷较高的食物，如坚果类（核桃、榛子、花生、开心果等）、动物内脏（猪肝、猪腰、猪心等）、海产品（海带、紫菜、海苔等）、动物瘦肉（瘦猪肉、瘦牛肉、瘦羊肉等）、菌类（蘑菇等）、蛋黄等。指导病人选择高钙低磷的食物，如绿叶蔬菜、水果、乳类和乳制品、豆类和豆制品等。

第二，加强血钙浓度动态变化的监测。

第三，症状轻者，口服钙片和维生素D_3，症状较重者，口服双氢速变固醇油剂，可迅速提高血钙浓度。抽搐发作时，应立即静脉缓慢推注10%葡萄糖酸钙或氯化钙10~20mL。

⑤甲状腺危象的观察及护理

甲状腺危象多发生于术后12~36小时，是术后严重的并发症，主要表现为高热、脉快、大汗、烦躁不安、谵妄甚至昏迷，常伴有呕吐、腹泻。

对策如下：

第一，应严密观察病人体温、脉搏、血压、意识的变化。

第二，若体温超过38.5℃，脉搏每分钟120次以上，病人有烦躁、谵妄、呕吐、腹泻、大汗、昏迷等，应给予物理降温、吸氧和静脉补液以保证水电解质平衡和酸碱平衡，按医嘱给予碘剂、激素、镇静剂及冬眠合剂等。

第三，对病人及家属行健康宣教、心理护理，嘱咐其保持情绪稳定，积极配合治疗护理。

第四，保持病室环境整洁安静，减少噪声等不良刺激。

⑥后续治疗指导

甲状腺癌手术会破坏部分甚至全部甲状腺功能，导致术后病人生活质量下降，容易出现不同程度的心理问题。颈部术后容易出现颈部肌肉僵硬、组织粘连，活动受限。行颈淋巴结清扫术会对斜方肌造成不同程度的伤害，术后容易导致患侧肩下垂。行甲状腺癌近全或全切除者，因甲状腺素缺乏，容易发生甲状腺功能低下和肿瘤复发。因此，甲状腺手术后的后续治疗及健康指导对于促进病人康复及提高生活质量十分重要。

对策如下：

第一，甲状腺癌病人术前应做好心理—社会状况的评估，评估患病后是否存在焦虑、病人对自我形象的接受程度及家庭社会对病人的支持程度。术后应指导病人调整心态，保持乐观情绪，积极配合治疗及正确面对疾病。

第二，为促进颈部功能恢复，术后应指导病人在切口愈合后逐渐进行颈部功能锻炼，行淋巴结清扫术后应指导病人在伤口愈合后即开始肩关节和颈部的功能锻炼，并随时保持患侧上肢高于健侧的体位，以防肩下垂。

第三，甲状腺全切除者应遵医嘱坚持终身服用甲状腺素制剂，以防甲状腺功能减退和抑制促甲状腺激素（TSH）分泌。术后需行放射性核素及放射外照射治疗的病人应遵医嘱按时治疗，治疗前应停服甲状腺激素及禁碘3周，使TSH水平明显升高，以提高放射性碘治疗的效果。

第四，病人出院后应指导其定期随访，复查颈部、肺部及甲状腺功能等，若发生颈部肿块、结节或异常应及时就诊。

（四）健康教育

在手术前和手术后，对患者进行健康教育的意义重大。以下是一些健康教育的建议：

（1）解释手术过程。向患者解释手术的过程和可能的风险，使其对手术有正确的认知。

（2）告知术后注意事项。向患者解释术后需要遵守的饮食、活动、休息等方面的注意事项，使其能够正确应对术后恢复过程。

（3）强调健康饮食和充足睡眠的重要性。鼓励患者在术后保持健康的生活习惯，如均衡饮食、适当运动和充足睡眠。

（4）解答疑问。对于患者可能存在的疑问，医护人员应耐心解答，使其对甲状腺疾病手术有全面的了解。

（5）关注患者的情绪反应。鼓励患者积极面对疾病，但同时也要关注其情绪反应，如有需要可提供心理支持。

（6）定期复查。告知患者术后需要定期复查的时间和必要性，以便及时了解身体的恢复情况。

总之，甲状腺疾病手术的护理是一个综合性的过程，需要医护人员对患者进行全面的评估，制定针对性的护理计划，并在手术前和手术后提供健康教育和心理支持。通过这些措施，可以确保患者得到最佳的护理，促进其康复。

第六章　心脏外科疾病的诊疗与护理

第一节　房间隔缺损与室间隔缺损的诊疗与护理

一、房间隔缺损的诊疗与护理

房间隔缺损（ASD）可分为原发孔和继发孔缺损两类，后者最为常见。继发孔缺损绝大多数为单发，也可见多发或筛状者，按其部位将其分为上腔型、卵圆孔型、下腔型及混合型。原发孔缺损位于冠状窦口前下方，常伴二尖瓣裂缺。房间隔缺损将使左心房血向右心房分流，随年龄增长，分流量加大孔缺损，对存有二尖瓣大瓣裂损者，二尖瓣反流使左向右分流量增高，肺动脉高压出现较早。

（一）临床表现

（1）症状。患者出生后常无症状，偶有婴儿期出现充血性心力衰竭和反复肺部感染病史，患儿易疲劳，常有劳力性呼吸困难和体格发育不良。成年患者常见心律失常、肺动脉高压、阻塞性肺血管病变和心力衰竭等。婴儿期患者来就诊往往是由于体检或其他病就诊时发现心脏杂音而要求进一步检查。

（2）体征。婴儿常可在胸骨左缘第2、3肋间听到柔和的收缩中期杂音，第二心音增强或亢进并有固定性分裂，缺损较大时可在剑突下听到三尖瓣有舒张期的隆隆样杂音。在伴有二尖瓣脱垂时可在心尖部听到全收缩期或收缩晚期杂音，向左腋下传导。成年患者可因严重肺动脉高压在肺动脉听诊区听到舒张期杂音。

（二）诊断方法

（1）心电图检查。继发孔缺损呈电轴右偏，不完全性或完全性右束支传导阻滞、右心室肥大、P波高大。原发孔缺损则常呈电轴左偏和P—R间期延长，可有左心室高电压、肥大。

（2）X线检查。右心房、右心室增大，肺动脉圆锥突出，主动脉弓缩小，肺门阴影增大，肺野血管影纹增多。原发孔缺损可呈现左心室扩大，肺门血管增大较显著。

（3）超声心动图。右心房、右心室增大，室间隔与左心室后壁同向运动。剑突下四心腔切面，继发孔型可见心房间隔中部连续中断，原发孔型则在心内膜垫处。多普勒证实左、右心房间有分流。伴有二尖瓣裂缺者可见二尖瓣前叶分叉状，多普勒显示反流。

（三）手术治疗

1.治疗原理

心脏房间隔缺损是一种常见的先天性心脏病，由于心脏内部的结构异常，使两个心房之间的正常分隔被破坏。手术治疗是治疗这种疾病的主要方法，其原理是通过手术修复心脏内部的结构，恢复正常的心脏功能。

在体外循环下切开右心房，直接缝合或修补缺损；近年来也可通过介入性心导管术，应用双面蘑菇伞关闭缺损，此方法具有创伤小、术后恢复快的特点，但费用较高。

2.手术适应证

手术适用于年龄在2~5岁的患者，缺损的大小和位置是决定是否需要手术的主要因素。一般来说，较大的缺损容易导致血流动力学异常，影响患者的生长发育，因此需要及时手术治疗。此外，如果患者的症状明显，如反复呼吸道感染、乏力、生长发育落后等，也应及时手术治疗。

3.手术风险及注意事项

手术风险主要来自两个方面：手术本身的风险和术后并发症的风险。手术本身的风险包括麻醉风险、手术创伤等，而术后并发症的风险则包括心律失常、感染、肺动脉高压等。因此，患者在术前需要进行全面的检查，评估手术风险，并在术后严格遵守医生的建议，进行充分的康复训练。

在手术前，患者应保持良好的生活习惯，包括充足的睡眠、合理的饮食、适量的运动等，以增强身体抵抗力，减少术后感染的风险。同时，患者应避免剧烈运动和情绪激动，以防心律失常的发生。在手术后，患者应严格遵守医生的建议，按时服药，定期复查，及时处理任何不适症状。

总的来说，心脏房间隔缺损的手术治疗是一个复杂但必要的治疗过程。通过正确的适应证选择、充分的术前准备和术后康复，以及充分了解和应对可能的风险，患者可以安全地接受手术治疗，恢复正常的生活和工作。

（四）房间隔缺损的护理

1.护理评估

心脏房间隔缺损手术是一种常见的外科治疗方法，用于修复房间隔的缺陷。在手术前，医护人员需要对患者的身体状况进行全面的评估，以确保手术的安全性和有效性。评估内容可能包括患者的病史、家族史、当前的健康状况以及任何可能影响手术结果的潜在因素。

评估患者的症状和体征是至关重要的。患者可能会感到疲劳、气短、胸痛或心悸。这些症状可能是由于房间隔缺损导致的心脏负担过重，也可能是手术前的正常反应。此外，医生还需要评估患者的身体状况，如血压、血糖、血脂等，以确保其在手术前达到适当的水平。

2.护理目标

根据上述护理评估，我们可以设定以下护理目标：

（1）确保患者充分了解手术过程和术后恢复的重要性，以增强其信心和依从性。

（2）确保患者遵循健康的生活方式，包括合理的饮食、适度的运动和良好的睡眠，以促进术后恢复。

（3）监测患者的生命体征和症状，及时发现和处理任何可能影响康复的问题。

（4）确保患者获得足够的营养支持，以促进伤口愈合和身体恢复。

（5）预防术后并发症的发生，如血栓形成、感染等，确保患者安全出院。

3.护理措施

（1）术前护理

①让患者安静休息，减少哭闹等不良刺激，减轻对心脏的负担。

②选择易消化、营养丰富的食物。

③有肺动脉高压的患者，每日间断吸氧2～3次，每次30 min。

④注意保暖，预防感冒，有上呼吸道感染者必须控制感染后方可手术。

（2）术后护理

①执行心内直视术术后护理常规。

②严密观察并记录神志、瞳孔、表情、感觉、四肢活动，以便及早发现病情变化。

③婴幼儿呼吸道较小，容易被痰液和呕吐物堵塞，引起窒息，所以术后保持呼吸道通畅极为重要。定时吸痰，雾化吸入加强体疗，减少并发症。

④引流管需15～30 min挤压1次，密切观察引流液的变化。

⑤婴幼儿对失血的耐受性差，术后及时补充输血。入量和性质根据血压、尿量、引流量、中心静脉压、肺毛细血管楔压调整。

⑥术后选用低毒性的抗生素预防感染。

⑦早期下床活动时注意保护患者，防止摔伤。

⑧为父母提供探视的机会，主动介绍病情。病情允许的情况下，可以让父母参与部分护理活动，增加与患者的接触机会，减轻焦虑。

4.健康教育

（1）活动。术后2周应多休息，预防感染，尽量回避人员聚集的场所。适当活动，避免做跑跳或过于剧烈的运动，防止造成心脏的负担。术后因疼痛可能出现形体的变化，要注意头、颈部肌肉多活动。术后4～6周逐渐增加活动量。学龄期儿童在术后3个月可回到学校进行一般活动。胸骨需要6～8周方可愈合，前胸要注意防止冲击和过分活动。

（2）饮食。适当补充营养，宜食有营养、易消化的饮食，如面片、馄饨、稀饭，保证充足的蛋白质和维生素的摄入，如瘦肉、鱼、鸡蛋、水果、各种蔬菜，但不要暴饮暴食，宜少量多餐，根据医生要求合理控制患儿的出入液量。饮食还要注意清洁，以防腹泻加重病情。

（3）用药指导。用药期间遵医嘱应定期到医院检查，观察药物的疗效和不良反应等，并在医生的指导下根据情况调整用药剂量或停药、换药。

（4）呼吸道管理。术后的患儿由于痰比较多，较小的患儿不易咳出，所以进行必要的叩背体疗尤为重要，具体做法如下：五指并拢成杯状，避开患儿的脊柱，在两侧肺部由下向上、由外向靠近脊柱方向顺序拍打，要有力度，通过震动将痰排出。术后避免带患儿去公共场所，防止呼吸道感染。室内要注意每天上午通风半小时。

（5）日常生活。拆线后1周，待伤口愈合方可洗浴，用温热水洗浴可促进血液循环。要注意口腔卫生，牙齿的护理是手术后预防感染性心内膜炎的重要手段。应每半年检查1次。但术后3~6个月不适合治疗龋齿。

（6）伤口护理。术后第1周出现痒、痛或无感觉。如果伤口肿、疼痛严重，有分泌物应及时通知医生。不要保持一种姿势太久，经常做头、颈、肩等的运动。术后营养不良和心脏肥大引起两侧肋骨异常和胸骨自身的变化（如鸡胸），可根据营养状态进行校正运动。手术部位的伤痕会随着生长逐渐缩小。手术后拆完线可使用防瘢痕的产品。

（7）定期复查。一般3个月或半年左右复查1次即可；复查内容常包括超声心动图检查、X线胸片等，有时还需要查血常规。如果出现以下症状要立即来医院复查：无原因的发热、咳嗽、胸部疼痛，手术部位水肿、发红，明显的食欲缺乏、疲倦、晕厥、呼吸困难、心律不齐等。

（8）心理方面。通过调查显示，先天性心脏病患儿较正常儿童内向，情绪不稳定，社会适应能力低下，且父母对患儿过分保护和溺爱，这样容易降低和挫伤患儿的自信心，加重患儿的恐惧感，从而过分依赖父母。父母应多鼓励患儿，让其干力所能及的事，多与人交流，提高其自主性和社会适应能力。

二、室间隔缺损的诊疗与护理

室间隔缺损（VSD），其病理为室间隔部位左右心室间交通，产生心室水平的左向右分流，占先天性心脏病的12%~20%。最常见部位为膜部，分流最终导致肺动脉高压、心力衰竭。

（一）临床表现

（1）症状。患者的临床症状与VSD大小、分流量大小及有无肺动脉阻塞性病变密切相关。缺损小、分流量小的患者一般无临床症状，往往在体检或其他疾病就诊时发现有心杂音，并进一步诊治而发现。缺损较大的VSD因分流量大而致肺血增多，表现为反复呼吸道感染、活动受限和劳力性气短、气促，婴儿喂养困难、体格瘦小，严重者可出现充血性心力衰竭。成年患者常见有亚急性细菌性心内膜炎发生；在肺血管阻塞性病变的初期，患者的临床症状有短期明显的改善，主要是呼吸道感染的次数减少，但劳力性气短、气促加重，且出现发绀和杵状指（趾）。

（2）体征。根据患者缺损及分流量的大小而出现不同的症状和体征。限制性VSD可在心前区扪及收缩期震颤，可闻及粗糙的、吹风样高音调的全收缩期杂音，第二心音单一增强但往往被响亮的收缩期杂音掩盖而显得减弱。非限制性VSD因分流量大而造成右心室高电压，患儿常有心前区骨性隆起，胸骨左缘第3、4肋间的收缩期震颤相对较轻，而收缩期杂音以中、低频音为主，但第二心音往往增强、亢进并可有分裂，有时可在心尖部听到二尖瓣流量增加引起的舒张期杂音。在伴有主动脉瓣关闭不全时，可在胸骨右缘第2肋间或胸骨左缘第3肋间听到舒张期杂音。两肺下部常可听到较细小湿啰音，且难以消除。

（二）诊断方法

（1）心电图检查。缺损小时正常或电轴左偏。缺损较大，随分流量和肺动脉压力增大而示左心室高电压、肥大或左右心室肥大。肺动脉高压者，则示右心肥大或伴劳损。

（2）X线检查。中度以上缺损心影轻度到中度扩大，左心缘向左向下延长，肺动脉圆锥隆出，主动脉结变小，肺门充血。重度阻塞性肺动脉高压心影扩大反而不显著，右肺动脉粗大，远端突然变小，分支呈鼠尾状，肺野外周纹理稀疏。

（3）超声心动图。左心房、左心室内径增大。二维切面可示缺损部位和大小。多普勒湍流频谱证实由左心室向右心室分流。

（三）手术治疗

1.治疗原理

心脏室间隔缺损是一种常见的先天性心脏病，通常会导致心脏的血液流动异常。手术治疗是治疗室间隔缺损的主要方法，治疗行直视下室间隔缺损修补术和室间隔缺损介入封堵术。

2.手术适应证

手术适应证主要基于患者的症状、心脏功能和年龄。一般来说，对于有明显症状、心脏功能明显受损且年龄在适当范围内的患者，应考虑手术治疗。症状包括呼吸急促、心悸、疲劳等，而心脏功能检查（如心电图、超声心动图等）有助于评估病情。

3.手术风险及注意事项

手术风险因个体差异而异，但一般来说，室间隔缺损手术是一个相对安全的治疗方法。然而，任何手术都存在风险，包括出血、感染、心功能不全等。在手术前，患者应接受全面的身体检查，以评估其健康状况是否适合手术。

在手术后，患者应遵循医生的建议，包括何时可以进食、何时可以下床活动等。同时，应避免剧烈运动，以防伤口裂开或心脏负担过重。此外，定期的复查和监测也是非常重要的，以确保手术效果和患者的健康状况。

注意事项：

（1）饮食：术后早期应遵循医生建议的饮食方案，以帮助恢复。随着身体的恢复，可以逐渐恢复正常饮食。

（2）休息与活动：手术后应充分休息，避免剧烈运动和过度劳累。逐渐增加活动量，以适应身体状况的改变。

（3）保持健康的生活方式：包括戒烟、限制酒精摄入和使用适当的药物治疗（如抗凝剂）等，以降低手术风险和并发症的发生率。

（4）复查：手术后应定期复查，以便医生评估手术效果和患者的恢复情况。

（5）心理准备：手术可能会有一定的心理压力，患者应做好心理准备，并与医生保持沟通，了解自己的情况并获得必要的支持。

总的来说，室间隔缺损的手术治疗是一个复杂但有效的治疗方法。了解治疗原则、手术适应证、手术风险及注意事项对于患者来说非常重要，可以帮助他们做出明智的决策并管理手术后的恢复过程。

（四）室间隔缺损的护理

1.护理评估

在进行心脏室间隔缺损手术护理前，我们需要对患者的身体状况进行全面评估。首先，要了解患者的年龄、体重、身高、营养状况等基本身体指标，以便于手术过程中的精确操作。其次，要关注患者的心理状态，因为手术是一种重大的身体改变，可能会对患者的情绪产生影响。此外，还需要评估患者的呼吸、循环系统功能，以及心脏功能和室间隔缺损的程度。

2.护理目标

（1）确保患者得到充足的营养摄入，以支持手术恢复。

（2）维持患者呼吸和循环系统的正常功能，以应对手术过程中的可能风险。

（3）确保心脏功能正常，室间隔缺损得到有效修复。

（4）帮助患者建立积极的心态，面对手术和康复过程。

（5）指导患者进行术后康复训练，提高生活质量。

3.护理措施

（1）术前护理

对于准备接受心脏室间隔缺损手术的患者，术前护理至关重要。首先，患者在术前需要进行全面的身体检查，以确保身体的各项指标均在正常范围内。其次，饮食和休息也十分关键，应鼓励患者遵循健康的饮食计划，保持充足的睡眠。同时，进行适当的锻炼也有助于增强患者的体力。此外，术前教育也必不可少，医护人员会向患者及其家属详细解释手术过程、预期效果及注意事项，以增强患者的信心，降低紧张情绪。

（2）术后护理

术后护理对于心脏室间隔缺损手术的成功同样至关重要。首先，应密切监测患者的生命体征，包括心率、血压、呼吸等，以确保手术效果及患者恢复情况。术后恢复过程中，患者可能需要使用呼吸机以辅助呼吸，此时医护人员会密切关注呼吸机的参数，确保患者呼吸畅通。

术后饮食和饮水也需要特别注意。一般情况下，患者会在术后几小时开始恢复进食。但要避免摄入过多的液体，以免加重心脏负担。同时，要确保患者摄取足够的营养物质，以支持身体的恢复。

术后疼痛管理也是术后护理的重要一环。患者可能会感到不同程度的疼痛，此时医生会根据疼痛程度给予适当的止痛药物。同时，医护人员还会指导患者进行深呼吸、放松等缓解疼痛的方法。

此外，术后康复也是至关重要的。患者需要在床上进行适当的肢体活动，以防止静脉血栓的形成。随着身体的恢复，逐渐增加活动量，以促进心肺功能的恢复。

4.健康教育

（1）日常生活。注意房间的清洁，定时通风。尽量避免去人多的公共场合，避免与感冒的人群接触，避开吸烟区。

（2）学会自我监测身体状况，如发现任何异常应及时就医。此外，定期到医院进行复查也是确保康复的重要步骤。

（3）患者还应了解心脏保健的知识，如合理饮食、适量运动、控制体重等。避免过度劳累和精神紧张，保持平和的心态，有助于减轻心脏负担，促进康复。

（4）复查。一般3个月或半年左右复查1次即可。

（5）心理护理。父母应该鼓励患儿战胜自我，不要自卑，可让患儿发展兴趣特长，转移其注意力，增强自信，但不要过分溺爱。

第二节　动脉导管未闭的诊疗与护理

动脉导管未闭（PDA）是一种非常常见的先天性心血管畸形，约占先天性心脏病发病率的20%、新生儿的0.2‰，是最早外科治疗也是疗效最好的先天性心脏病。常见于早产儿或有呼吸窘迫的新生儿。PDA根据发病年龄分为成人型和婴儿型，根据导管粗细分为粗导管（直径>1.5 cm）、中等粗导管（直径0.5～1.5 cm）和细导管（直径<0.5 cm），根据导管形态分为管型、漏斗型、哑铃型、窗型和动脉瘤型。PDA常常和其他心脏畸形合并发生构成复杂性先天性心脏病，本节所述的是单纯性PDA，未并发其他心血管畸形。

一、临床表现

（1）症状。细导管可以无症状或症状很轻，常在体检时听到心杂音而来就诊；典型的症状主要是左右分流、肺充血、反复发作性肺部感染、咳嗽、呼吸增快、喂奶困难、体重增加缓慢或减轻，成人常有劳力性气短、运动耐力降低和胸闷症状。晚期患者出现艾森门格综合征时，可有典型的半身发绀（左上肢及下半身发绀）和一系列的心力衰竭症状。

（2）体征。其典型体征是胸骨左缘第2至第3肋间出现连续性机器样杂音，声音粗糙响亮并向左锁骨下传导，当伴有肺动脉高压、心力衰竭时可仅有收缩期杂音，如出现严重肺动脉高压，仅可听见相对肺动脉瓣关闭不全的泼水样杂音。

在分流量大的病例，心尖区可闻及舒张期杂音，其余体征还包括动脉瓣区连续性或收缩期震颤，心尖区隆起，肺动脉第二心音亢进等，周围血管征可查见股动脉枪击音、甲床毛细血管搏动征等。

二、诊断方法

（1）心电图检查。导管细小而分流量小者正常或电轴左偏。分流较大者示左心室高电压或左心室肥大。肺动脉明显高压者则示左、右心室肥大或右心室肥大。

（2）X线检查。心影随分流量增大，左心缘向左外延长。纵隔阴影增宽，主动脉结突出，可呈漏斗状，肺动脉圆锥平直或隆出，肺门血管阴影增深，肺纹理增粗。

（3）超声心动图。左心房、左心室内径增大。多普勒示有湍流且可判断出分流的大小，有很大的诊断价值。

三、手术治疗

（一）治疗原理

心脏动脉导管未闭是一种常见的先天性心脏病，主要是由于心脏的大动脉和肺动脉之间的导管未能闭合，使血液持续从主动脉流向肺动脉，增加了心脏的负担。手术治疗的原理是通过手术关闭动脉导管，从而消除血液的异常流动。心脏动脉导管未闭手术治疗包括结扎术、PDA直视闭合术、封堵器闭合术。

（二）手术适应证

手术适应证主要包括：①年龄在3岁以上，心脏功能正常者；②无严重并发症，如肺部感染等；③心脏大小正常，无明显肺动脉高压者。对于一些特殊情况，如导管粗大、反复感染、肺动脉压力明显增高导致心脏功能受损等，可能需要提前进行手术治疗。

（三）手术风险及注意事项

手术风险主要包括以下几点：①麻醉风险：包括呼吸、心脏骤停等；②手术并发症：如出血、感染、心包填塞等；③术后恢复期并发症：如心功能不全、心律失常等。在手术前，医生会进行全面评估，以尽量减少手术风险。

为降低手术风险，应注意以下几点：①在正规医疗机构进行手术；②配合医生进行全面的术前检查和准备；③保持良好的生活习惯，控制体重，降低手术难度；④注意预防感染，避免术后感染加重；⑤保持心情愉快，避免过度紧张。

四、动脉导管未闭的护理

（一）护理评估

在进行心脏动脉导管未闭手术前，评估患者的身体状况是至关重要的。这包括以下几个方面：

（1）患者病史。了解患者的家族史、既往病史、目前的健康状况以及任何可能影响手术结果的潜在因素。

（2）身体检查。进行全面的身体检查，包括血压、心率、呼吸频率等基本生命体征。

（3）心脏功能评估。通过心电图、超声心动图等检查，评估患者的心脏功能，了解手术的风险。

（4）心理评估。手术是一种重大的改变，患者可能会感到焦虑或恐惧。因此，需要评估患者的心理状态，并提供必要的心理支持。

（二）护理目标

经过手术前的评估，我们可以设定以下护理目标：

（1）确保患者充分了解手术过程和可能的风险，以减轻他们的焦虑和恐惧。

（2）确保患者遵循健康的饮食和运动习惯，以利于术后恢复。

（3）密切监测患者的生命体征和心脏功能，确保手术效果良好。

（4）及时处理任何术后并发症，确保患者安全。

（5）通过定期的随访和咨询，帮助患者顺利过渡到正常生活。

在心脏动脉导管未闭手术中得到最佳的护理，并成功实现恢复和康复。

（三）护理措施

1.术前护理

（1）预防和控制感染。由于患者术前易发生呼吸道感染，呼吸道分泌物较多，但术后伤口疼痛，患者不愿咳嗽，易致分泌物潴留，引起肺炎、肺不张。故要加强呼吸道的护理，指导协助患者进行腹式深呼吸和有效咳嗽、排痰，并辅以雾化吸入。

（2）心理护理。患者中以儿童居多，而且进监护室后父母不在身边，因恐惧会哭闹，因此，术前可带患儿参观监护室，使之熟悉环境，术后监护室的护士要和蔼可亲，从而使其消除孤独恐惧感，配合治疗和护理。

（3）营养。根据情况给予高蛋白、高热量、富含维生素的饮食，精心喂养，一定要保证充足的热量及补充必要的营养成分。

2.术后护理

（1）麻醉护理。全身麻醉术后护理常规。

（2）血压的观察及护理。术后当血压偏高时，可用微量泵泵入硝普钠、硝酸甘油等血管扩张药。

（3）各管道观察及护理。输液管保持通畅，尿管按照尿管护理常规进行，心包引流管、纵隔引流管及胸腔引流管均给予胸内引流管护理常规。

（4）加强基础护理。做好口腔、尿道口护理，定时翻身。

（5）并发症的护理。术后1～2 d若出现单纯性的声音嘶哑，嘱咐患者禁声休息。若术后发音低微、失声、有饮水呛咳，考虑为术中将喉返神经误扎或切断所致，常不易恢复，要做好患者的心理疏导，嘱其少饮水，多进糊状食物，进食时头偏向一侧。

（四）健康教育

（1）加强孕期保健。妊娠早期适量补充叶酸，积极预防风疹、流感等病毒性疾病，并避免与发病有关的因素接触，保持健康的生活方式。

（2）合理饮食。食用富含蛋白质和维生素、易消化的食物，保证充足的营养.以利于生长发育。

（3）休息和活动。交代患儿养成良好的起居习惯，以及活动范围、活动量及方法，逐步增加活动量，避免劳累。

（4）遵医嘱服药。严格遵医嘱服用药物，不可随意增减药物剂量，并按时复诊。

（5）自我保健。教会患儿家属观察用药后反应及疾病康复情况，如尿量、脉搏、体温、血压、皮肤颜色、术后切口情况等，出现不适时随诊。

第三节　完全大动脉转位的诊疗与护理

完全性大动脉转位指主动脉和肺动脉对调位置，主动脉瓣不像正常在肺动脉瓣的右后而在右前方，接右心室；而肺动脉瓣在主动脉瓣的左后方，接左心室。左、右心房，左、右心室的位置以及心房与心室的关系都不变。静脉血回右心房、右心室后出主动脉又到全身，而氧合血由肺静脉回左心房、左心室后仍由肺动脉进肺，使体循环与肺循环各走各路而失去循环互交的生理原则，其间必须有房缺、室缺或动脉导管未闭的交换血流，患儿方能暂时存活。

一、临床表现

（1）青紫。出现早，半数出生时即存在，绝大多数始于1个月内。随着年龄增长及活动量增加，青紫逐渐加重。青紫为全身性，若同时合并动脉导管未闭，则出现差异性青紫，即上肢青紫较下肢重。

（2）充血性心力衰竭。出生后3～4周，婴儿出现喂养困难、多汗、气促、肝大和肺部细湿啰音等进行性充血性心力衰竭等症状。患儿常发育不良。

二、诊断方法

（1）X线检查。主要表现为：

第一，主、肺动脉时常呈前后位排列，因此正位片见大动脉阴影狭小，肺动脉略凹陷，心蒂小而心影呈"蛋形"。

第二，心影进行性增大。

第三，大多数患者肺纹理增多，若合并肺动脉狭窄者肺纹理减少。

（2）心电图。新生儿期可无特殊改变。婴儿期示电轴右偏，右心室肥大，有时尚有右心房肥大。肺血流量明显增加时则可出现电轴正常或左偏，左、右心室肥大等。合并房室通道型室间隔缺损时电轴左偏，双室肥大。

（3）超声心动图。是诊断完全性大动脉转位的常用方法。若二维超声显示房室连接正常，心室大动脉连接不一致，则可建立诊断。主动脉常位于右前方，发自右心室，肺动脉位于左后方，发自左心室。彩色及多普勒超声检查有助于心内分流方向、大小的判定及合并畸形的检出。

（4）心导管检查。导管可从右心室直接插入主动脉，右心室压力与主动脉相等。也有可能通过卵圆孔或房间隔缺损到左心腔再入肺动脉，肺动脉血氧饱和度高于主动脉。

（5）心血管造影。选择性右心室造影时可见主动脉发自右心室，左心室造影可见肺动脉发自左心室，选择性主动脉造影可显示大动脉的位置，判断是否合并冠状动脉畸形。

三、手术治疗

（一）治疗原理

心脏完全大动脉转位是一种罕见的先天性心脏病，主要是由于心脏的大动脉瓣出现异常，使主动脉瓣关闭不全，导致心室血液直接流入大动脉。手术治疗的主要原理是通过修复或替换病变的大动脉瓣，恢复心脏的正常血流动力学。

（二）手术适应证

手术适应证主要基于患者的症状严重程度、心脏功能状况以及年龄等因素。一般来说，对于症状明显、心脏功能严重受损且年龄在手术耐受范围内的患者，应考虑手术治疗。然而，由于这类手术的风险较高，医生通常会优先考虑在患儿身体发育基本完成（一般认为是在10-15岁）后进行手术。

（三）手术风险与注意事项

1.风险

心脏手术的风险性较高，主要涉及麻醉风险、体外循环风险、手术操作风险等。麻醉风险包括呼吸、心搏骤停等；体外循环风险包括低心排量综合征、急性肾损伤等；手术操作风险则可能包括瓣膜植入失败、血管损伤等。因此，患者及其家属应充分了解手术风险，并接受专业医生的建议和指导。

2.注意事项

在术前，患者应保持良好的生活习惯，包括充足的睡眠、合理的饮食、适量的运动等，以增强身体对手术的耐受能力。同时，患者应避免剧烈运动，以免增加心脏负担，影响手术效果。在术后，患者应严格遵循医生的术后护理建议，如定期检查、合理饮食、适量运动等。此外，患者应保持积极的心态，正确看待手术结果，积极配合医生的治疗建议。

四、完全大动脉转位的护理

（一）护理评估

在进行心脏完全大动脉转位手术的护理过程中，首先需要进行全面的护理评估。这包括对患者的身体状况进行全面的检查，了解患者的病情、年龄、体重、血压、血糖等基本情况。同时，还需要关注患者的心理状态，了解患者的心理压力和情绪波动，以便更好地进行护理干预。

（二）护理目标

（1）确保患者得到充分的休息和睡眠，以恢复体力。

（2）帮助患者保持良好的饮食习惯，以确保营养均衡。

（3）帮助患者了解手术后的康复过程，提高康复信心。

（4）确保患者遵循医生的医嘱，定期进行检查和调整。

（5）确保患者在术后恢复过程中能够顺利应对各种突发情况。

（三）护理措施

1.术前护理

（1）监测生命体征，尤其是测量上下肢血压和血氧饱和度。每天测4次体温、呼吸、脉搏，3天后改为每天1次，测体温时要安排专人看护以免发生意外。每周测量体重1次。

（2）调整患儿一般情况，改善低氧血症、酸中毒和肝肾功能。合并动脉导管未闭（PDA）的患儿术前只能低流量吸氧或不吸氧，高流量的氧气会使动脉导管的管壁肌肉收缩，使其关闭。因术前仅靠PDA分流氧含量较高的血液到体循环，一旦PDA关闭将导致患儿很快死亡。

（3）保证充足营养，母乳喂养，少量多餐。应经常饮水，避免出汗过多或其他原因造成患儿脱水，血液浓缩而形成血栓。

（4）绝对卧床休息，限制患儿活动，保持大便通畅，以免加重缺氧。

2.术后护理

（1）保持呼吸道通畅，给予呼吸机辅助呼吸。

（2）每小时记录尿量，测量尿比重以了解功能情况。准确记录每小时出入液量，注意出入液量是否平衡。

（3）输入液体均用微量注射泵控制，冲洗管道肝素液计入总入量，血液标本量、胃管引流量计入总出量，严格控制输液量，严密观察动脉血气。

（4）低体重儿或小婴儿给予持续红外线辐射床保暖，患儿术后体温应控制在36～37℃。复温时血管扩张可导致血压下降，在复温前应补足血容量。当出现发热时，以物理降温为主，如冰袋、降温毯等。

（5）保持各管道通畅，15～30 min挤捏1次心包引流管和（或）纵隔引流管和（或）胸腔引流管，观察引流液颜色、温度、性状，防止形成心脏压塞，及时发现术后出血。每小时用肝素冲洗桡动脉测压管，保持术后早起，有创压持续监测。

（6）气管内插管选择经鼻气管插管。经鼻气管插管具有耐受性好、带管时间长、易于固定和便于口腔护理等优点。测量并记录鼻尖或门齿至气管插管末端距离，牢固固定气管插管，确保导管位置正常。加强呼吸道管理，加强呼吸道湿化，及时吸痰，防止痰液阻塞气道。每小时听诊双肺呼吸音1次，及早发现病情变化。

（7）各种引流管拔除后，可根据病情鼓励患儿尽早离床活动，以促进早日康复，注意活动要循序渐进。

（8）因低温麻醉术后易引起肠麻痹，腹胀明显，有的患儿会呕吐频繁，给予插胃管，抽出胃内容物，肠蠕动恢复后予进流质饮食。逐渐恢复正常饮食，加强营养。新生儿或小婴儿鼻饲喂养时应确定胃管位置，喂奶速度要慢，利用重力时空针中的奶滴入胃管，不适用空针推注或泵入的方式，以防发生喂养过度及误吸。

（四）健康教育

（1）活动指导。各种引流管拔除后可根据病情鼓励患儿尽早离床活动，以促进早日康复，注意活动要循序渐进。

（2）饮食指导。因低温麻醉易引起肠麻痹，腹胀明显，有的患儿会呕吐频繁，应给予插胃管，抽出胃内容物，待肠蠕动恢复后予以流质饮食，并逐渐恢复正常饮食，加强营养。新生儿或小婴儿鼻饲喂养时应确定胃管位置，喂奶速度要慢。

第四节　主动脉夹层动脉瘤的诊疗与护理

主动脉夹层是指主动脉中层发生撕裂后，血液在撕裂层（假腔）中流动，原有的主动脉腔称为真腔，真假腔之间由内膜与部分中层分隔，并有一个或多个破口相通。主动脉夹层动脉瘤是一种较为少见的疾病，高血压是导致主动脉夹层的一个重要因素。

一、临床表现

（1）疼痛。突发剧烈的胸痛为发病时最常见的症状。疼痛呈撕裂样或刀割样，难以忍受。患者表现为烦躁不安、焦虑、恐惧和有濒死感觉，且为持续性的，镇痛药物难以缓解。

（2）主动脉夹层破裂症状。急性心脏压塞、左侧胸腔积液、腹膜后血肿、休克。

（3）主动脉瓣关闭不全症状。心悸、气短、左心衰竭等表现。

（4）重要脏器供血障碍症状。心肌缺血或心肌梗死（累及冠状动脉）；颈动脉或肢体动脉搏动强弱不等，严重者可发生肢体缺血坏死（周围动脉阻塞现象）；脑供血不足、昏迷、偏瘫（累及主动脉弓部头臂动脉）、截瘫（累及肋间动脉）、急腹症表现或消化道出血、肾功能损害和肾性高血压等（累及腹腔脏器分支）。

二、诊断方法

（1）实验室检查。白细胞计数常迅速增高，可出现溶血性贫血和黄疸，尿中可有红细胞甚至肉眼可见血尿。

（2）影像学检查。心电图、X线、超声心动图、磁共振成像（MRI）、数字减影血管造影（DSA）等对确诊主动脉夹层有很大帮助，对考虑手术者主动脉造影十分必要。无创伤性DSA对B型主动脉夹层分离的诊断较准确，时常发现夹层的位置及范围，有时还可见撕裂的内膜片，但对A型病变诊断价值较小。DSA还能显示主动脉的血流动力学和主要分支的灌注情况，易于发现血管造影不能检测到的钙化。

三、手术治疗

（一）治疗原理

心脏主动脉夹层动脉瘤是一种严重且复杂的血管疾病，其特征为主动脉的内膜撕裂，导致血液在主动脉中分隔形成夹层。手术治疗的主要原理是通过修复主动脉的内膜撕裂，消除夹层并防止新的夹层形成。手术通常采用微创方式，如经导管主动脉腔内修复术（TEVAR），通过将特殊的金属支架放置在撕裂处，以阻止血液流动并帮助修复内膜。

（二）手术适应证

手术适应证主要基于患者的生命体征、夹层的发展状况以及患者的整体健康状况。一般来说，以下情况可能需要进行手术治疗：

（1）夹层已经破裂，导致严重的出血或休克。

（3）夹层在短期内（如几周内）迅速扩大。

（3）患者生命体征不稳定，无法通过保守治疗稳定。

（4）患者整体健康状况不佳，无法承受长时间的手术风险。

然而，手术适应证也取决于医生的判断，包括对患者的全面评估，以及对手术可行性和风险的讨论。

（三）手术风险及注意事项

心脏主动脉夹层手术的风险包括但不限于：出血、血栓形成、心肌梗死、心搏骤停、血管损伤、神经系统并发症（如截瘫）等。因此，患者在进行手术前应充分了解手术风险，并遵循医生的建议进行全面的术前检查和准备。

此外，患者应保持稳定的情绪，积极配合医生的治疗建议，遵循饮食和运动等日常生活的注意事项。术后，患者应定期接受医生的检查和评估，以便及时发现并处理任何可能出现的并发症。

四、主动脉夹层动脉瘤的护理

（一）护理评估

在进行心脏主动脉夹层动脉瘤手术的护理过程中，首先要进行全面的评估。患者需要接受全面的身体检查，包括血压、血糖、血脂、心脏功能等。同时，还需进行心理评估，了解患者的心理状态和心理需求。另外，还需要对患者的家庭背景、生活习惯、工作状况等进行评估，以便全面了解患者的身体状况和生活环境。

（二）护理目标

护理目标是确保患者能够顺利康复，恢复正常生活。具体目标如下：

（1）确保患者血压、血糖、血脂等指标控制在正常范围内，降低手术风险。

（2）帮助患者调整心理状态，减轻焦虑和恐惧，增强治疗信心。

（3）指导患者合理饮食，控制体重，养成良好的生活习惯，降低再次发病的风险。

（4）定期对患者进行复查，确保患者康复情况良好，及时发现并处理任何可能的问题。

（三）护理措施

1.术前护理

（1）心理护理。针对个人情况进行针对性心理护理，鼓励患者表达自身感受，鼓励患者家属和朋友给予患者关心和支持。解释手术的必要性、手术方式、注意事项。

（2）限制活动。主动脉夹层动脉瘤起病急、病情重、病死率高，故入院后给予加强重症监护，绝对卧床休息，避免剧烈活动及给予外力，以免瘤体破裂。

（3）控制血压。应用β—受体阻滞剂，控制收缩压在100～120 mmHg。

（4）镇痛。常规给予非麻醉性止痛药。

（5）饮食。给予高蛋白、高热量、富含维生素、低脂、易消化、少渣的食物。

（6）避免可能的诱发因素。避免各种引起腹内压和血压增高的因素，如屏气、用力排便、头低位、呛咳、进食过饱，给患者创造一个良好空间；使用通便药使患者排便通畅；饮食中含足够的纤维，多吃新鲜的蔬菜和水果，少量多餐；加强生活护理。

2.术后护理

（1）全身麻醉术后护理。了解麻醉和手术方式、术中情况、切口和引流情况，持续给予呼吸机辅助呼吸，根据血气分析结果调整呼吸机各参数。全身麻醉清醒，呼吸循环稳定后逐渐停用呼吸机，持续低流量吸氧3～5 L/min，持续心电监护，约束四肢，使用床挡保护防止坠床，全身麻醉清醒后解除约束。各种引流管正确安置于床旁。

（2）输液护理。输液管保持通畅，留置针妥善固定，注意观察穿刺部位皮肤状态。

（3）尿管护理。尿管应明确标识更换的日期和时间，尿管按照尿管护理常规进行，一般术后24～48 h后，根据病情拔除尿管，拔管后注意关注患者排尿情况。

（4）胸腔、心包、纵隔引流管护理。应符合相关要求；密切观察引流情况，注意引流液的量、性质、颜色的变化。

（5）疼痛护理。评估患者疼痛情况，遵医嘱给予镇痛药物，对使用镇痛泵

（PCA）患者，注意检查管道是否通畅，评价镇痛效果是否满意，并提供安静舒适的环境。

（6）呼吸道护理。保持呼吸道通畅，气管插管未拔出前，应定时吸痰，注意气道温度、湿度。全身麻醉清醒，符合拔管指征后拔出气管插管，开始行胸部物理治疗。遵医嘱给予祛痰药，每日2~3次协助及鼓励患者咳嗽、排痰，观察痰液的性质，监测双肺呼吸音，防止肺部并发症发生。定期做胸部X线检查。

（7）基础护理。做好口腔护理、尿管护理、定时翻身、患者清洁等。

（四）健康教育

（1）饮食。饮食规律，少量多餐，进食优质高蛋白、富含纤维素、低脂、易消化的食物；忌刺激性、坚硬、易胀气的食物，忌烟、酒。

（2）活动。根据自我感觉逐渐增加活动量，以活动后无心悸气促，自我感觉良好为度。术后6~8周不提重物，从而使胸骨有足够的时间愈合。术后3个月内避免剧烈活动或重体力劳动。

（3）用药指导。人造血管置换患者需要进行针对性短期抗凝3个月，主动脉瓣替换患者为防止血管栓塞，需终身抗凝。告知患者药物药名、剂量、浓度、用药时间、药理作用及不良反应。注意有无出血倾向，监测凝血酶原时间（PT）、活化部分凝血活酶时间（APTY）值，随时调整华法林剂量。

（4）复查。定期门诊复查，复查内容包括查体、心脏彩超、CT和PT、APTT、INR值。

（5）其他。保持良好心态，情绪稳定，劳逸结合。保持稳定的血压，保持大小便通畅。

第五节　无分流型先天心脏病的诊疗与护理

一、无分流型先天心脏病的诊断

（一）主动脉缩窄

主动脉缩窄这个名词起源于拉丁语coartere即收缩的意思。主动脉缩窄是一种胸部降主动脉的先天性狭窄，通常（但非总是）发生在左锁骨下动脉远端，紧靠动脉导管（或动脉韧带）的连接位置。主动脉缩窄的发生率为每1000名活产婴儿中有0.2～0.6例，其在所有先天性心脏病中排名第八。缩窄通常合并其他先天性心脏病，包括动脉导管未闭、主动脉双叶瓣、室间隔缺损和先天性二尖瓣畸形。缩窄的临床表现多变，从婴儿期动脉导管关闭后出现心血管功能崩溃到成人的无症状高血压。

（1）病理解剖

1760年，从Morgagni首次在尸检中发现主动脉缩窄，他描述了降主动脉上的一个局部性压缩。1903年，Bonnet提议将主动脉缩窄患者分成两类：婴儿型和成人型。"婴儿型"后来就变成导管前型，"成人型"则是导管后型。

①婴儿型或"导管前型"主动脉缩窄：未闭的动脉导管向降主动脉提供了大部分血流，弓横部管样狭窄，主动脉峡部细小。

②成人型或"导管后型"主动脉缩窄：狭窄区域实际上位于导管旁，包括一个明显的后棘突入管腔，动脉导管关闭，并成为一根动脉韧带。

（2）病理生理

主动脉缩窄患者的症状呈双峰分布。一组患者在出生后1周内出现症状，其到达下半身的血流依赖于动脉导管未闭。如果在动脉导管关闭前没有得到诊疗，这些患者就会出现心源性休克。婴儿时期，侧支血流不足，缩窄远端的脏器缺血，会导致肾衰竭和酸中毒。同时，左心室后负荷的突然上升造成了急性充血性心力衰竭。这种双峰式表现的另一方面是一组"无症状"但在常规体格检查时发现有高血压的患者。在这些患者中，引起症状的主要原因是上半身高血压，可能造成头痛或鼻出血，也可能因为运动时下肢供血不足而出现跛行。肾脏、肾上腺和压力感受器功能的变化，都促进了上半身高血压的发生。

（二）主动脉弓中断

主动脉弓中断（IAA）是一种罕见畸形，在全部的先天性心脏畸形中约占1.5%。它是凋亡在正常和异常发育中发挥作用的范例。凋亡通常是造成胚胎最初的6对鳃弓中的大部分被机体重吸收的原因。如果凋亡作用过度，就会造成主动脉弓中断。主动脉弓有一个近端部分，即主动脉弓近端，从无名动脉起源点延伸到左颈总动脉。主动脉弓的远端部分，即主动脉弓远端，从左颈总动脉延伸到左锁骨下动脉的起源点。连接主动脉弓远端与降主动脉导管旁段的主动脉节段，被称为峡部。

（1）病理解剖。1778年，有学者首次描述了主动脉弓中断。Merrill等在

1955年首次报道了他们对一例A型短段IAA患者成功实施手术修补。Celoria和Patton在1959年确立了一个有用的IAA分型。A型在峡部水平发生中断。在更轻症的类型中，通常可见一个短小的纤维条索连接中断上下游的主动脉段，但即便如此，中断的上下游主动脉段也没有管腔连续，这被称为主动脉弓闭锁。B型在左颈总动脉和左锁骨下动脉之间发生中断，这是最常见的类型。C型在无名动脉起源点和左颈总动脉之间发生中断，这个极其罕见，根据最大型的临床和病理学研究报道，其在IAA中所占的比例低于4%。

（2）病理生理。主动脉弓中断可伴有室间隔缺损、房间隔缺损、动脉导管未闭、主动脉肺动脉间隔缺损、永存动脉干等畸形，有10%患者伴有胸腺缺乏、低钙血症和免疫缺陷（迪格奥尔格综合征）。单纯的主动脉弓中断极为罕见，合并的其他畸形，除了动脉导管未闭以外，单一室间隔缺损是最多见的。主动脉弓中断的降主动脉血流是由右心室通过未闭的动脉导管供给的，患儿出生后随着动脉导管关闭，下半身血供减少，出现下肢发绀、肾功能下降和代谢性酸中毒。右心室血流大量流入肺循环，导致心力衰竭，如得不到成功的外科救治，75%的患儿在出生后一周内死亡。X线检查：胸片提示肺充血和心脏肥大；心电图检查：左或右心室肥大。心脏超声检查可确诊，心导管检查和心血管造影有助于明确诊断和病理分型。

二、无分流型先天心脏病的治疗

（一）主动脉缩窄

（1）药物治疗。主要用降压药物控制高血压。

（2）介入治疗。包括单纯球囊扩张血管成形术和支架植入术两种方式。总体而言，主动脉缩窄的介入治疗尚处于摸索阶段。

（3）手术治疗。原则上讲一旦明确诊断主动脉缩窄，均应尽早手术，以解除主动脉缩窄的远近端血压差异。主动脉缩窄段切除和端端吻合矫治术适用于年幼儿童，狭窄比较局限的病例；主动脉缩窄矫治，包括动脉补片成形术及人工血管移植术，适用于缩窄段较长，切除后端端吻合有困难者，以16岁以上患者为佳；主动脉缩窄旁路移植术适用于缩窄范围广泛以及缩窄部位不易暴露，切除有困难以及再缩窄需要再次手术者。

（二）主动脉弓中断

（1）手术适应证。主动脉弓中断患儿自然死亡率很高，一旦确诊应立即手术治疗。合并心内畸形难以修复、肺血管已发生不可逆改变者，为手术禁忌。

（2）术前准备。对合并严重心力衰竭和代谢性酸中毒的患儿，先给予药物治疗，待全身状态改变后尽快手术。

（3）手术方法。目前倾向于采用主动脉弓中断和其他合并心内畸形同期修复的策略。

①单纯主动脉弓成形术采用右侧卧位，经左胸后外侧切口，第4肋间进胸。游离降主动脉上端、动脉导管和近侧主动脉弓。若主动脉弓中断节段较短，可采用直接吻合术；若主动脉弓中断节段较长，可植入人工血管，同时将未闭的动脉导管结扎或切断缝合。

②中低温持续灌注体外循环手术：正中开胸，游离升主动脉及头臂血管、肺动脉干及左、右肺动脉，上下腔静脉及无名静脉，套阻断带，动脉灌注管以Y形接头连接2条动脉插管。肝素化后升主动脉与主肺动脉分别插入动脉管，降温以减流量，将降主动脉上端与升主动脉端端侧吻合，同时切断缝合动脉导管的肺动脉端。

三、无分流型先天心脏病的护理

（一）护理评估

对于无分流型先天心脏病手术患者，首先需要进行全面的护理评估。这一步骤的目的在于识别患者当前的健康状况，以及可能影响手术效果的因素。护理评估的主要内容包括但不限于：

（1）身体状况。检查患者的身体状况，包括心率、血压、呼吸频率和深度等基本生命体征。

（2）心脏功能。评估心脏功能，包括心脏大小、瓣膜功能、心室射血能力等，以确定手术效果。

（3）手术区域。检查手术区域的皮肤状况，包括是否有感染、炎症或疼痛等。

（4）心理状态。了解患者的心理状态，如情绪波动、焦虑或恐惧等，这可能会影响术后恢复。

（5）家庭支持。了解患者的家庭背景和家庭支持系统，这可能会影响患者的康复过程。

（二）护理目标

根据上述护理评估结果，我们可以设定以下护理目标：

（1）确保患者的心脏功能得到改善或稳定，以确保手术效果。

（2）预防术后感染，保持患者皮肤和口腔的清洁。

（3）确保患者有足够的休息时间，以便于身体恢复。

（4）增强患者的自信心和恢复期内的适应性行为，减少焦虑和恐惧。

（5）通过家庭支持和关怀，帮助患者更好地应对手术后的恢复过程。

（三）护理措施

1.术前护理

（1）常规准备。

①全身评估。评估患者的生命体征，注意有无高血压性头痛、头晕、耳鸣、鼻出血等。

成人主动脉缩窄，需注意评估下肢搏动是否延迟或减弱，感觉有无麻木、无力、间歇性跛行。婴幼儿评估有无呼吸困难，面色苍白，急性心力衰竭。新生儿需注意在出生后一周内，应每日评估患儿的基本状态，如皮肤、体重、末梢情况等。询问既往病史、家族史，有无药物过敏史、输血史和手术史。

②呼吸道准备。保持病区空气清新，定时通风、温度适宜，预防感染、减少探望；危重主动脉缩窄或主动脉弓中断的患儿术前需住重症监护病房，使用气管插管和呼吸机辅助呼吸，不仅可以减少呼吸机做功，还可以改善低氧、高二氧化碳的轻度换气不足状态，提高肺血管阻力，维持动脉导管的右向左分流。

③心功能改善。告知患者卧床休息，减轻心脏负荷，遵医嘱给予强心利尿药，用心脏营养液或极化液保护心脏，提高心脏的耐受力。

④密切观察病情变化。建立动静脉通路，婴儿期注意观察有无充血性心力衰竭的表现，如易激惹、多汗、喂养困难、呼吸浅而快。注意观察有无腹胀、便血、少尿、无尿等症状。

⑤用药护理。随着导管的闭合，患儿病情会急剧发展，表现出严重的左心衰竭和酸中毒及循环衰竭，因此需延缓动脉导管闭合，保护躯体供血，可持续静脉泵入前列腺素$E_1$5～10 ng/（kg·min），密切观察用药效果。

⑥辅助检查。协助患者完成相关术前辅助检查，例如：胸片、头颅CT、双

源CT、心电图检查、超声心动图检查、右心导管检查等，讲解检查的注意事项及配合要点。

⑦改善营养状况。联系医院营养师为患儿制订合理的营养方案，提高和改善患儿的营养状况，精心喂养，正确添加辅食，减少零食摄入，少食多餐，保证足够的热卡及补充必要的营养成分，必要时进行静脉高营养，以尽可能好的营养状态迎接手术。

（2）心理准备。

①患者自身准备。由于病情重，患者焦虑及恐惧情绪较为明显，护士应根据每个患者的心态和接受能力，耐心倾听患者对手术的了解和想法，用通俗易懂的语言向其进行清晰和令人信服的解释，纠正受术者对手术的误解，讲解手术步骤及提供有关信息，减少受术者的心理压力，消除其不必要的恐惧心理，提高患者的心理承受能力，增强战胜疾病的信心，配合治疗和护理。

针对重症监护室的患者，护理人员对患者要言语亲切、态度和蔼、稳重谨慎，使患者感到真诚与温暖，力图使他们在和护理人员相处时，也和在父母身边一样感到温暖、安抚与安全感。要设法抚慰并平定他们内心的不安和激动，营造和谐的环境和气氛。

②患者家长准备。由于患者病情重，家长多有自惭、自卑感，担心手术风险、预后，治疗效果、家里经济状况等，护理人员应体会家长的这种艰难处境，对家长们要格外关照，和他们多接触，多了解他们的困境，耐心地做开导和解释工作，帮助他们解脱愁苦、焦虑、紧张不安的精神枷锁，使他们与医护人员密切配合，共同争取让孩子获得最好的手术疗效。

与家属交谈，了解家属对疾病的认知态度、对心脏手术的顾虑，根据家属知识文化水平，讲述手术的必要性、手术方法及效果、围手术期注意事项。尽力让家属以平静乐观的心态配合手术，消除恐惧、焦虑和紧张心理，增强战胜疾病的信心。

介绍医院技术水平及手术成功病例，安排与手术成功的患儿家属交流以取得其对手术成功的信心和对医务人员的信任。帮助建立有效的沟通，使其感受到被关心和重视。

（3）术前宣教及访视。

①病房术前宣教：a.用物、患者准备。准备好带至ICU的物品；术前避免感

冒，用热水为患儿清洁皮肤，修剪指（趾）甲，不戴饰品；术前晚上及手术日早晨为患儿清洁会阴。b.护士准备。备血、皮试、皮肤准备、婴幼儿行经皮选择性浅静脉置管。c.胃肠道准备。出生后6个月以下的小儿，术前4小时禁奶；6个月至3岁小儿，术前6小时禁食，但2小时前可进糖水；3岁以上小儿，术前8小时禁食，3小时前可进糖水；成人术前6～8小时禁食水；术前晚使用开塞露清洁肠道。d.术前功能训练。深呼吸训练，即手术后由于胸部伤口疼痛患者不用力呼吸，使用腹式呼吸可提高呼吸效率，吸气时腹部鼓起，呼气时腹部收缩，在深而慢地吸气后缩唇呼气；咳嗽训练，即患者可以取坐位或半卧位，双手交叉按在胸壁切口部位，咳嗽时用手支托伤口，令患者做一个深吸气，在呼气时用力咳嗽1～2次，有效的咳痰可促进手术后肺扩张，预防肺不张和肺部感染；腿部运动，即收缩小腿和大腿肌肉，持续几秒钟后术前再放松，如此重复至少10次为一组；膝关节弯曲功能90°至足掌平踏在床面上，再将腿部伸直置于床训练上，至少重复5次为一组。练习床上翻身和起床。手术后身体上有各种管道，身体活动受限，但是翻身可促进呼吸道分泌物引流，促进胸腔引流，促进肠蠕动及预防皮肤压疮。指导患者床上使用便器，经过练习可使患者适应在床上大小便，消除心理压力和思想顾虑。

②术前访视：重点观察患者四肢末梢的灌注情况，询问有无腹痛、尿量减少等不适情况。

2.术中护理（手术室）

（1）主动脉缩窄矫治。

①用物准备。

手术器械：常规体外器械及胸骨锯。

另加器械：小儿精细器械。

一次性用物：缝线及特殊缝线。

②严格执行手术安全核查制度及手术室清点制度。

③手术步骤配合。

消毒铺巾：按胸部外科手术铺巾方法。

开胸：a.切开皮肤；b.锯开胸骨；c.切开心包，充分游离主动脉及降主动脉端直至缩窄处。

建立体外循环：游离主动脉→缝主动脉荷包→缝上腔荷包→插主动脉插管→

插上腔静脉插管→转流→缝下腔荷包→插下腔静脉插管→缝冷灌荷包→插冷灌→游离上下腔静脉。

心内操作：切开右心房→放置左心吸引管→主动脉弓处切开→将远心端的主动脉与主动脉弓吻合→矫治其他心内畸形→关闭右心房切口。

心脏复跳：a.开放主动脉，松开上下腔静脉阻断带。b.通过体外循环辅助心脏至血流动力学平稳。

停机中和：拔出灌注管→拔出下、上腔静脉插管→鱼精蛋白中和→拔出主动脉插管。

止血关胸：放置引流管→止血→缝合心包→清点手术用物→缝合胸骨→缝合肌层和皮下及皮肤→无菌粘贴敷料覆盖伤口。

（2）主动脉弓中断矫治。

严格执行手术室安全核查制度及手术室清点制度。

3.术后护理

（1）术后常规护理。

①呼吸系统：使用呼吸机辅助呼吸，适当延长呼吸机辅助的时间。肺高压者适当镇静，减少刺激，镇痛、镇静、肌肉松弛药三联泵入；降低肺血管阻力（应用米力农、前列地尔），按需吸痰，以清除呼吸道分泌物（必要时胸部物理治疗），保证通气。气管插管拔除后，保证充分供氧。

②循环系统：监测上下肢血压，若上肢血压升高，说明颅内、吻合口出血；若下肢血压过低，说明腹腔脏器供血不足；若上下肢血压相差15 mmHg以内，说明血管再通情况良好。维持平稳血压，防止术后高血压。血压忽高忽低可使吻合口渗血、破裂，血压高者可微量泵入硝普钠、硝酸甘油控制血压。术后补足血容量，避免引起血压波动。

③神经系统：观察瞳孔的变化、神志情况、足背动脉及肢体活动情况，防止截瘫的发生。

④消化系统：主动脉缩窄者术后可出现腹痛、恶心、呕吐、胃肠道出血等症状，这可能与术后腹部供血增加，肠系膜动脉痉挛有关。必要时禁食1~2天，胃肠减压，注意观察腹部体征，警惕坏死性小肠结肠炎的发生。

⑤引流液的观察：颜色、量及性状。

进行激活全血凝固时间（ACT）监测。若引流液持续3 h>4 mL/（kg·h），需报告医生并进行二次开胸止血。

⑥肾功能监测：排尿量、颜色、性状；肌酐、尿素氮。

⑦疼痛护理：常用量表评分，包括表情、肢体动作、行为、哭闹、可安慰性，根据评分情况遵医嘱使用药物止痛。

⑧基础护理：做好口腔、皮肤、会阴的护理，新生儿做好口、眼、脐、臀的护理。

（2）术后康复护理

①胸部物理治疗：胸部物理治疗一般选择在餐前30 min、餐后2 h和睡前进行。协助患者取坐位或侧卧位，操作者五指并拢呈弓形，以患者能承受的力量为宜，从肺下叶开始，以40～50次/分的频率，由下至上、由外向内，每天3～4次叩击，时间不超过30 min，以15～20 min最佳。

②饮食指导：主动脉缩窄的患儿，手术重建了主动脉并恢复了其正常大小，原来下半身缺血的动脉系统得到了正常的血供，有可能引起反射性血管痉挛，导致肠坏死。因此，患儿术后尤其应注意在肠蠕动恢复后循序渐进地进食，从清淡饮食开始，少量多次，注意观察有无腹痛和肠坏死的症状。患儿饮食从全水解蛋白奶粉开始服用，观察消化、吸收、肠鸣音、有无腹泻、大便的颜色等，再逐渐过渡到部分水解蛋白奶粉。

③术后活动与休息：术后早期下床活动，可以促进肠蠕动防止肠胀气，加快胃肠功能的恢复，避免肺部并发症的出现。术后2～3 d即可下床活动，小婴儿家属可以协助患儿主动及被动运动，早期肢体功能锻炼应循序渐进。如患儿有心功能不全，需待心功能正常后才能活动。

④疼痛护理：对患儿的疼痛进行评估，可采用Wong—Baker面部表情量表法进行评分，也可采用FLACC—Scale儿童疼痛评分工具进行评分。如患儿疼痛评分显示患儿疼痛不易耐受，需及时与医生联系，给予患儿镇痛治疗。

（四）健康教育

1.用药

（1）出院时如有出院带药需按照医嘱定时服用，不得擅自停服或加服（特别是地高辛、利尿药）。

（2）地高辛服用注意事项：严格遵照医嘱服用，不能随便停药。方法：每次吃药前听心率，有异常情况可暂停一次，但下次吃前再次测心率；心律不齐时暂时不吃；不可与钙剂同服；<1岁，心率（HR）<100次/分，停吃一次；1～5

岁，HR<90次/分，停吃一次；>5岁，HR<80次/分，停吃一次。

（3）口服抗凝药物的患儿需加强观察抗凝效果，出现皮肤瘀斑、青紫、剧烈腹痛或柏油样大便需及时就诊。定期到医院复查凝血功能。

（4）口服利尿剂时要注意钾补充。

2.饮食

（1）术后需适当增加营养，但饮食每次不宜过多，可少量多餐，避免暴饮暴食加重心脏负担，注意选择清淡、易消化、低盐、低脂、高蛋白、富含维生素的饮食。

（2）术后半年内避免吃甲鱼、人参、桂圆等过分补的食物，避免吃过咸的食物，易引起水钠潴留而使心脏负担过重严重影响心功能，孩子会表现出面部水肿、大汗淋漓等症状。

3.生活

（1）居家环境：室内每日通风，保持空气新鲜，避免灰尘、烟雾刺激，少去公共场所，避免交叉感染。出院第一周需每日测量体温2次（上午、下午各一次），如有发热（肛温>38℃）、咳嗽需及时到医院就诊。

（2）个人卫生：指导患儿及其家属养成良好的卫生习惯，避免伤口受潮，每周去两次门诊换药，如有红肿、流脓要及时就诊。伤口拆线为拔出引流管后10～14d，可到医院进行引流管口拆除缝线。

（3）患儿宜每天午睡，活动需逐渐增加，量力而行。半年内避免剧烈活动，对学龄期儿童建议3个月后去上学，但不宜参加体育活动，半年后复查经医生证明恢复良好，可逐渐与正常儿童一起玩耍，但需定期随访。

（4）患儿出现眼睑及颜面部水肿，尿量减少，家属应及时带患儿到医院就诊，及时救治。术后3个月可进行预防接种。

4.随访与复查

（1）术后患儿及其家属一定要重视随访，一般出院后1周、3个月、半年、1年进行，视病情而定。

（2）复查进行心脏彩超、胸片、心电图检查，必要时进行双源CT检查，服用抗凝药物的患儿还需进行凝血功能检查。

第七章　乳腺疾病的诊疗与护理

第一节　乳腺炎性疾病的诊疗与护理

一、乳腺炎性疾病的诊疗

乳腺炎性疾病是一种常见的妇科疾病，它通常发生在哺乳期的女性身上。

（一）临床表现

乳腺炎性疾病的主要症状包括乳房疼痛、肿胀、发热和畏寒等。在疾病初期，患者通常会感到乳房发硬，触摸时有疼痛感。随着病情的发展，疼痛和肿胀会越来越明显，同时还会伴有发热和畏寒的症状。这些症状通常会在几天内自行消退，但如果病情没有好转，甚至恶化，就需要及时就医。

乳腺炎性疾病的病程通常分为三个阶段：初期、急性期和慢性期。在初期阶段，患者会感到乳房发硬和疼痛，但不会影响正常生活。随着病情的发展，患者会感到疼痛和肿胀越来越明显，同时还会出现发热和畏寒等症状。在急性期，如果治疗不及时，病情可能会恶化，导致乳房脓肿、发热、寒战等严重症状。在慢性期，如果治疗得当，病情可能会逐渐好转。

（二）诊断方法

乳腺炎症性疾病可是一种局部病变，也可是全身疾病的一种局部表现，常见的急性炎症较易诊断，某些少见炎症与炎性乳腺癌表现相似，表现为一种无痛的硬性肿块，有时容易造成误诊。

（1）局部诊断性穿刺。对于急性乳腺炎是否已形成脓肿，特别是深部脓肿，可以进行穿刺抽脓术，有助于确诊并判断脓肿位置。

（2）血常规检查。初期白细胞计数一般正常，成脓期白细胞总数及中性粒细胞数增加。

（3）B超检查。得了乳腺炎可见不均质肿块或中心有小脓肿形成或多发小脓腔。

（4）病理检查。脓肿壁、瘘管壁及切除的完整肿块病理检查，可以确立诊断是否得了乳腺炎。

（5）乳腺高频钼靶X线摄片。乳腺组织由于炎性水肿，X线上表现为边界模糊的片状密度增高阴影，乳腺小梁结构模糊不清，皮肤增厚，皮下脂肪组织模糊，血管影增多增粗。

（三）外科治疗

一般在发病48小时后脓肿形成，如此时用抗菌药治疗，可能暂时控制症状，但并不能消除脓肿，可导致更多的乳腺组织破坏。使用抗菌药可延迟脓肿的治愈，经常反对使用抗菌药，可导致形成慢性、厚壁脓肿，这种类型脓肿很难治愈。乳晕下的脓肿、其他部位经抗菌治疗无效厌氧菌感染的脓肿可增加这种慢性顽固性脓肿的发生概率。

1.细针穿刺抽脓

一旦有脓肿形成，目前细针穿刺抽脓（经常是在超声引导下）已取代切开排脓成为一线治疗方案。继续使用抗生素预防全身感染和控制局部蜂窝织炎。用细针穿刺抽脓方法治疗可使约80%患者治愈而不需要手术切开排脓。如细针穿刺抽脓无效时，可进一步在超声引导穿刺所有的脓腔。反复细针穿刺抽脓不愈者也可采用经皮留置导管引流。70%患者对切开排脓后乳房的美观不满意。对于直径大于5cm的脓肿及形成时间较长的脓肿，细针穿刺抽脓治疗效果不佳。

2.切开排脓

对于那些经反复细针穿刺抽脓治疗失败、脓肿形成时间较长且表皮有坏死的需要切开排脓。在脓肿中央、波动最明显处作切口，但乳房深部或乳房后脓肿可能无明显波动感。进入脓腔后，用手指探查，打通所有脓肿内的间隔，以保证引流通畅。如属乳房后脓肿，应将手指深入乳腺后间隙，轻轻推开，使脓液通畅引流，必要时可作对口引流。所有脓肿切开后应放置引流物，每日换药。脓液应常规作培养与药物敏感试验。抗生素的选用原则同早期蜂窝织炎阶段的治疗。

3.排空乳汁

对于治疗哺乳期乳腺炎，排空乳汁很重要。可用吸乳器吸尽乳汁。虽然细菌会随乳汁分泌出来，但基本对婴儿无害，可继续哺乳。回乳药物，溴隐亭每日5mg服用5～7天；或己烯雌酚5mg，口服，每日3次，共3～5天；或苯甲酸雌二醇2mg，肌注，每日1次，直到泌乳停止。

回乳后不能再吸乳，否则回乳不全。

二、乳腺炎症性疾病的护理

（一）护理评估

1.健康史

评估患者是否为初产妇，有无乳头发育异常的情况，哺乳是否正常。

2.身体状况

（1）局部表现

患侧乳房体积增大，局部红、肿、热、痛，触及压痛性包块。数天后形成脓肿，脓肿可以是单房或者多房，脓肿向外破溃，可见脓液自乳头或皮肤排出，深部脓肿可穿至乳房与胸肌间的疏松结缔组织中，形成乳房后脓肿。患侧腋窝淋巴结肿大、压痛。

（2）全身表现

患者可有寒战、高热、脉率加快、食欲下降等症状。感染严重者可并发脓毒症。

3.心理—社会状况

在发病期间因不能正常进行母乳喂养、疼痛、担心乳房的功能或形态的改变而产生焦虑、紧张的心理变化。

4.辅助检查

（1）实验室检查

血常规检查示白细胞计数及中性粒细胞比例升高。

（2）诊断性穿刺

在乳房肿块压痛最明显的或波动最明显的部位穿刺，抽出脓液表示脓肿已形成，并将脓液做细菌培养及药物敏感试验。

5.治疗与反应

（1）非手术治疗

脓肿未形成时应用抗生素，患侧乳房暂停哺乳并排空乳汁，局部理疗，药物外敷或热敷等。

（2）手术治疗

乳房脓肿形成后及时行切开引流术。切口的选择因脓肿所在的部位不同而不同，乳房浅脓肿选放射状切口，乳晕脓肿沿乳晕周围弧形切口，乳房深部及乳房后脓肿乳房下缘弧形切口。脓肿切开后分离脓肿的多房间隔膜以利引流，为保证引流充分，引流条应放在脓腔最低部位，必要时切口可做对口引流。

（二）护理目标

感染得到控制，体温降至正常；疼痛缓解或消失；了解围产期乳房保健的有关知识。

（三）护理措施

1.一般护理

给予患者高蛋白、高维生素、高热量、低脂肪、易消化的食物，保证充足水分的摄入，注意休息，适当运动。加强哺乳期乳房的清洁护理。

2.病情观察

观察局部肿块有无变化，定时检测生命体征，并定时查血常规，了解白细胞计数及中性粒细胞比例的变化情况。

3.防止乳汁淤积

患侧乳房停止哺乳，用吸乳器吸净乳汁；健侧乳房不停止哺乳，应注意保持乳头清洁，观察乳汁的颜色。

4.促进局部血液循环

用宽松的乳罩托起乳房，局部热敷或理疗减轻疼痛，局部水肿明显者，用50%硫酸镁溶液外敷。

5.用药护理

按医嘱早期、足量应用抗菌药；局部金黄散或鱼石脂软膏外敷。

6.对症护理

高热者给予物理降温，必要时按医嘱用解热镇痛药。

7.切口护理

脓肿切开引流后，每天换药，保持引流通畅。

8.心理护理

解释不能进行母乳喂养和疼痛的原因，让患者了解，炎症消退后，乳房的功能及形态均不会受到明显影响，消除患者的思想顾虑，保持心情舒畅。

（四）健康教育

1.预防乳头破损

妊娠后期每日用温水擦洗并按摩乳头，然后用75％乙醇擦拭乳头。

2.矫正乳头内陷

在分娩前3～4个月开始矫正，可用手指在乳晕处向下按压乳房组织同时将乳头向外牵拉，每日做4～5次。乳头稍突出后，改用手指捏住乳头根部轻轻向外牵拉并揉捏数分钟，也可用吸奶器吸引，每日1～2次。

3.防止乳汁淤积

指导产妇按时哺乳，每次哺乳尽量排空乳房。

4.防止细菌侵入

哺乳前后清洁乳头，注意婴儿口腔卫生，乳头破损时暂停哺乳，局部涂抗生素软膏。

第二节　乳腺增生性疾病的诊疗与护理

一、乳腺增生性疾病的诊疗

乳腺增生性疾病是一种常见的妇科疾病，包括乳腺纤维瘤、乳腺囊肿、乳腺导管扩张症等。这些疾病通常表现为乳房疼痛、乳房肿块、乳头溢液等症状，严重影响着女性的健康和生活质量。

（一）临床表现

（1）乳房疼痛。大多数乳腺增生性疾病患者会有不同程度的乳房疼痛，疼痛可轻可重，持续时间可长可短。疼痛多位于乳房中央部位，可向周围放射。

（2）乳房肿块。乳腺增生性疾病患者通常会有乳房肿块，肿块可单个或多个，质地可软可硬，边界可清可不清。

（3）乳头溢液。少数乳腺增生性疾病患者会有乳头溢液的症状，多为淡黄色或无色液体。

（二）诊断方法

（1）乳腺触诊。乳腺触诊是诊断乳腺增生性疾病最基本的方法之一。医生通过触诊可以初步判断患者的病情，发现乳房肿块、结节等异常情况。

（2）超声检查。超声检查是一种无创、无辐射、无痛的检查方法，可以清晰地显示乳腺组织的形态和结构，对于诊断乳腺增生性疾病具有重要的意义。

（3）X线检查。X线检查对于诊断乳腺导管扩张症等疾病具有重要的意义。通过X线检查可以观察到乳腺导管的扩张情况，对于疾病的诊断和治疗具有重要意义。

（4）病理检查。病理检查是诊断乳腺增生性疾病的金标准。通过病理检查可以确定病变的性质和类型，为治疗提供依据。

（三）手术治疗

1.适应证

乳腺增生性疾病手术治疗主要适用于以下情况：

（1）严重疼痛影响生活质量，影响睡眠和正常工作；

（2）存在肿块，并且肿块增长迅速或怀疑有恶性变；

（3）长期存在症状且非手术治疗无效，严重影响生活质量；

（4）对于绝经后雌激素水平低落的患者，因腺体萎缩引起的疼痛也不宜手术；

（5）对于病情恶化，可疑癌变者。

2.手术目的

手术的目的是消除肿块和减轻症状，手术过程中将病变的乳腺组织切除后达到治愈疾病的目的。手术一般分为根治术和肿块切除术。根治术适用于非手术治疗无效的严重肿块，恶变可能性较大的肿块或合并存在癌前病变的乳腺疾病；肿块切除术适用于可疑病变、较小且易于分离的肿块。

3.治疗原则

乳腺增生性疾病手术治疗应遵循以下原则：

（1）手术适应证要严格把握，不能随意扩大手术范围；

（2）手术方式应根据患者年龄、症状轻重、肿块性质和范围等因素综合考虑，选择合适的手术方式；

（3）手术应遵循微创原则，尽量减少创伤，减少术后并发症的发生；

（4）术后应进行适当的康复治疗，如康复锻炼等，以促进康复。

总之，乳腺增生性疾病手术治疗是一项重要的治疗方法，适应证的选择、手术目的和治疗原则是保证治疗效果的关键。同时，在手术治疗过程中，还需要考虑到患者的年龄、症状轻重、肿块性质和范围等因素，选择合适的手术方式，遵循微创原则，以保证患者得到最佳的治疗效果。

二、乳腺增生性疾病的护理

（一）护理评估

（1）观察患者的身体状况，包括年龄、体重、身高、体质量指数、血压等，这些因素都可能影响乳腺增生性疾病的发生和发展。

（2）观察患者的乳腺症状，如疼痛、肿胀、肿块等，以及月经周期的变化，这些症状可能提示乳腺增生的存在。

（3）了解患者的饮食习惯、运动习惯、生活习惯等，这些因素可能对乳腺增生的发生和发展产生影响。

（4）询问患者是否有家族遗传史，家族中有无乳腺增生性疾病的患者，这些因素可能与个人基因有关。

（二）护理目标

（1）减轻乳腺增生的症状，提高患者的生活质量。

（2）预防乳腺增生的进一步发展，降低并发症的发生率。

（3）帮助患者建立健康的生活习惯，减少乳腺增生的风险。

（三）护理措施

1.术前护理

（1）心理护理：由于患者对乳腺增生缺乏正确的认识，且对该手术产生恐惧和焦虑情绪，故护士应以通俗易懂的语言向患者讲解乳腺增生的原因、治疗措施和疾病的发展过程，讲解术前各项检查的意义及注意事项，手术的方法及简要步骤，预后效果及转归，同时告知患者，术后将有一段时间的局部限制活动，以免加重水肿，协助患者取得良好的心理准备状态。

（2）术前准备：协助患者做好各项术前检查，如血、尿常规、出凝血时间检测、胸透、心电图等。术前1天备皮，注意观察局部皮肤情况。术前禁食10～12小时，禁水4小时。术前向患者说明术后将采用沙袋压迫切口，以减轻术后出血。

2.术后护理

（1）体位。术后取去枕平卧位，常规吸氧，去枕后改为半卧位，有利于呼吸和切口的引流。

（2）密切观察病情变化。注意观察双上肢的血运情况，如发现患侧上肢水肿、皮温下降、皮色苍白等血运障碍的表现，应及时通知医生进行处理。

（3）保持负压引流管通畅。负压引流对于减少局部血肿形成具有重要意义。应保持负压引流管通畅，防止受压、扭曲、打折。密切观察并准确记录引流液的量、颜色及性质。一般术后24～48小时拔除引流管，如无特殊可改为普通敷料。

（4）饮食护理。术后6小时可给予患者流质饮食，如稀饭、面条等。进食高蛋白、高维生素、低盐、低脂肪、易消化的食物，多食新鲜蔬菜、水果，保持大便通畅。禁食辛辣、刺激性食物，以免引起胃肠道不适。

（5）运动护理。鼓励患者进行适当的运动，如散步、慢跑、瑜伽等，以增强身体的抵抗力。

（6）生活护理。指导患者养成良好的生活习惯，如保证充足的睡眠，避免熬夜，保持心情愉快，避免情绪波动。

（7）药物护理。对于疼痛明显的患者，可遵医嘱给予非甾体类抗炎药或中药治疗，以缓解疼痛。对于肿块明显的患者，可考虑进行手术治疗。

（8）定期检查。建议患者定期进行乳腺检查，以便及早发现乳腺增生性疾病的变化。

（9）康复指导。术后1～3天可指导患者进行握拳练习，以促进患侧上肢静脉回流；术后第2天可指导患者进行手指伸屈活动和腕关节的屈伸练习；术后第3天可进行肩部活动；术后第4天可指导患者进行上肢抬高练习；术后第5天可指导患者进行肩关节旋转活动；术后第7天拆除切口缝线后可进行肩关节被动外展练习。练习时动作应轻柔，避免剧烈运动和过度用力，以免加重水肿或引起出血。

同时应告知患者出院后继续进行患侧上肢功能锻炼的重要性，并定期复查。

乳腺增生性疾病的术前护理对于患者的康复具有重要意义。在术前应做好心理护理和术前准备，术后应密切观察病情变化、保持负压引流管通畅、加强饮食护理和康复指导。同时应加强与患者的沟通交流，给予患者充分的关心和支持，以提高患者的治疗依从性和康复信心。

（四）健康教育

（1）告知患者乳腺增生的基本知识，使其了解乳腺增生的症状、危害及预防措施。

（2）指导患者建立健康的生活习惯，如饮食、运动、睡眠等，以降低乳腺增生的风险。

（3）告知患者定期进行乳腺检查的重要性，以便及早发现乳腺增生的变化，及时就医。

（4）鼓励患者保持心情愉快，避免情绪波动，以免影响乳腺健康。

（5）告知患者乳腺增生的治疗措施，如药物治疗、手术治疗等，以及治疗过程中的注意事项。

（6）提醒患者关注月经周期的变化，了解月经周期与乳腺增生的关系，以便更好地预防和治疗乳腺增生性疾病。

总之，对于乳腺增生性疾病的护理，除了药物治疗外，更重要的是通过饮食、运动、生活等方面的护理措施来预防和改善病情。同时，健康教育也是非常重要的，通过普及乳腺增生的基本知识，帮助患者建立健康的生活习惯，从而降低乳腺增生的风险。

第三节 乳腺良性肿瘤的诊疗与护理

乳腺良性肿瘤的发病原因较为复杂，可能涉及遗传、内分泌、生活方式等因素。具体来说，遗传因素可能导致乳腺细胞对环境因素敏感，导致细胞异常增殖；内分泌因素可能与激素水平失衡有关，如雌激素和孕激素水平失衡，可能导致乳腺细胞异常增殖；生活方式因素可能与不良饮食习惯、缺乏运动、压力过大等有关，这些因素可能导致机体免疫功能下降，从而影响乳腺细胞的正常生长。

一、临床表现

乳腺良性肿瘤通常没有明显的早期症状，随着肿瘤的生长，可能出现乳房疼痛、肿胀、乳头溢液等症状。这些症状通常较为轻微，不影响正常生活。如果肿瘤较大，可能对乳房外形造成影响，使患者感到不适。值得注意的是，有些乳腺良性肿瘤可能发展为恶性肿瘤，因此定期检查和及时就医是非常重要的。

二、诊断方法

诊断乳腺良性肿瘤的方法主要包括体格检查、影像学检查和病理学检查。体格检查是初步诊断的重要手段，医生会观察乳房形态、质地、边界、活动度等特征，并结合患者症状进行初步判断。影像学检查包括超声、X光、MRI等，可以更准确地评估肿瘤的大小、位置、与周围组织的关系等。病理学检查是诊断乳腺良性肿瘤的金标准，可以通过细针穿刺活检或手术切除进行。

在诊断过程中，医生会根据患者的具体情况选择合适的检查方法和治疗方式。对于较小且无症状的乳腺良性肿瘤，通常采用随访观察的治疗方式；而对于较大或症状明显的肿瘤，可能会采用手术切除的方法。

三、手术治疗

（一）治疗原理

乳腺良性肿瘤是发生在乳腺组织的良性增生或肿瘤，通常不会危及生命，但可能会影响患者的健康和生活质量。手术治疗乳腺良性肿瘤的原理是通过手术切除肿瘤，以消除症状，防止其恶变，并提高患者的生活质量。

（二）手术适应证

手术是治疗乳腺良性肿瘤的常用方法，通常在以下情况下考虑手术治疗：

（1）肿瘤过大，导致患者疼痛、肿胀或不适；

（2）肿瘤生长迅速，怀疑有恶变可能；

（3）存在恶变风险的病例，如患者年龄较大、有家族病史或遗传倾向；

（4）肿瘤过大，影响患者的外观或社交活动。

（三）手术风险与注意事项

1.手术风险

（1）出血：手术过程中可能会发生出血，可能需要输血或使用止血药物。

（2）感染：手术切口可能发生感染，需要抗生素治疗和保持伤口清洁。

（3）神经损伤：手术过程中可能会损伤周围的神经，导致术后感觉异常或丧失。

（4）疤痕：手术后可能会留下疤痕，影响美观。

2.注意事项

（1）术前应进行全面的身体检查，确保患者适合手术。

（2）术前应告知医生所有可能影响手术的因素，如药物过敏史、家族病史等。

（3）手术前应保持良好的睡眠和饮食习惯，避免饮酒和吸烟。

（4）手术后应保持伤口清洁干燥，避免剧烈运动和过度用力。

（5）手术后应定期到医院复查，了解伤口愈合和恢复情况。

四、乳腺良性肿瘤的护理

（一）护理评估

在进行乳腺良性肿瘤手术前，对患者进行全面的评估是非常重要的。这包括检查肿瘤的大小、位置、形状和患者的症状。同时，还需要了解患者的病史，包括家族史、月经史、乳腺肿块的历史和相关的药物治疗史。

（二）护理目标

护理目标主要包括预防并发症，减轻疼痛和不适，促进恢复和增强生活质量。以下是我们希望达成的具体目标：

（1）患者能够成功完成手术，并且恢复期间无严重并发症。

（2）患者能够在手术后的早期开始恢复日常生活活动，包括家务活动和工作。

（3）患者能够有效地应对疼痛和不适，并学会正确的自我护理技巧。

（4）患者能够保持积极的心态，增强对治疗的信心，并提高生活质量。

（三）护理措施

1.术前护理

（1）心理护理：良性肿瘤的手术一般创伤不大，但由于患者对手术存在恐惧感，担心术后影响美观或影响哺乳等，易产生紧张、焦虑、烦躁等不良心理。因此，术前应加强与患者的沟通，向患者介绍手术的必要性及大致过程，解答患者的疑问，使患者保持积极乐观的心态，以最佳的状态面对手术。

（2）术前准备：完善各项术前检查，如血常规、凝血功能、肝肾功能等，了解患者的基本情况；根据医嘱进行乳腺B超、钼靶等检查，以进一步明确诊断并排除手术禁忌；告知患者手术前8小时需禁食水，避免术中发生呕吐；术前做好备血、备皮等相关工作。

2.术后护理

（1）体位护理：术后将患者送回病房，去枕平卧，将头部偏向一侧，避免呕吐物或口腔分泌物误吸入呼吸道而引起窒息。麻醉清醒后可协助患者采取舒适体位，将患侧上肢适当垫高，以促进静脉回流，减轻水肿。

（2）病情观察：注意观察患者的生命体征变化，如出现异常情况及时通知医生进行相应处理。

（3）伤口护理：保持伤口敷料干燥、整洁，若敷料渗血较多或出现血肿应及时更换敷料。术后一般每隔2～3天换药一次，根据伤口愈合情况确定拆线时间。

（4）疼痛护理：术后多数患者会出现不同程度的疼痛，可遵医嘱给予止痛药以缓解疼痛。同时，可通过听音乐、看书等方式转移患者的注意力，使其放松心情，缓解疼痛。

（5）康复锻炼：术后鼓励患者尽早下床活动，以促进肠蠕动及血液循环，防止静脉血栓形成。指导患者进行握拳、屈肘等简单的手部运动，逐渐进行肩部运动，以促进上肢血液循环，减轻肿胀。

（6）饮食护理：术后给予患者高蛋白、高维生素、易消化的清淡饮食，多食用新鲜的蔬菜和水果，禁食辛辣、刺激、油腻的食物。鼓励患者多喝水，以促进新陈代谢，加速毒素排出。

（7）复查：术后定期到医院进行复查，了解手术创口愈合情况及肿瘤是否复发。

总之，乳腺良性肿瘤手术的护理包括术前心理护理、术前准备及术后体位护理、病情观察、伤口护理、疼痛护理、康复锻炼、饮食护理和复查等多个方面。通过对患者进行全面、细致的护理，可有效提高患者的治疗效果和生活质量。

（四）健康教育

除了手术护理外，健康宣教也是乳腺良性肿瘤手术后重要的护理方式。以下是一些健康宣教的关键点：

（1）定期检查：乳腺良性肿瘤有一定的复发率，因此患者需要定期进行乳腺检查，以便及时发现并处理病情。

（2）保持健康的生活方式：保持健康的生活方式有助于预防乳腺良性肿瘤的发生。这包括保持健康的饮食、适当的运动、避免过度劳累等。

（3）了解乳腺健康知识：患者需要了解乳腺健康知识，包括乳腺良性肿瘤的成因、治疗方式、预防措施等。这有助于患者更好地了解自己的病情，并采取相应的预防措施。

（4）保持良好的心态：乳腺良性肿瘤虽然是一种病症，但患者需要保持积极的心态，乐观面对病情。良好的心态有助于身体康复。

总之，乳腺良性肿瘤手术后的护理和健康宣教是非常重要的。患者需要认真执行手术护理的各项措施，同时积极接受健康宣教，保持良好的心态，并定期进行乳腺检查，以便及时发现并处理病情。

乳腺良性肿瘤手术虽然是一种常见的手术，但术后的护理同样重要。通过全面的评估、明确的护理目标以及细致的护理措施，我们可以确保患者在手术后的恢复期中获得最佳的护理服务，降低并发症的风险，减轻疼痛和不适，并提高生活质量。

第四节　乳腺癌的诊疗与护理

乳腺癌是女性常见的恶性肿瘤之一，发病率占全身各种恶性肿瘤的7%~10%，40~60岁妇女发病率较高。在发达地区乳腺癌已成为女性发病首位的恶性肿瘤。淋巴转移是乳腺癌主要的转移方式，癌细胞可以直接侵入血循环转移至肺、骨、肝等器官。

一、临床表现

乳腺癌是一种常见的妇女恶性肿瘤，通常发生在乳腺导管上皮细胞内。早期症状可能不明显，但随着病情的发展，可能会出现以下一些症状：

（1）乳房肿物

早期表现为无痛、单发、质硬，表面不光滑，与周围组织分界不清，不易推动。最多见于外上象限，其次是乳头、乳晕和内上象限。一般无自觉症状，常于洗澡、更衣或查体时发现。

（2）皮肤改变

癌肿块侵及Cooper韧带，可使韧带收缩而失去弹性，导致皮肤凹陷，称为"酒窝征"。当皮内、皮下淋巴管被癌细胞堵塞时，可出现皮肤淋巴管水肿，在毛囊处形成许多点状凹陷，使皮肤呈"橘皮样"改变。乳房小，而肿块大，肿块可隆起于乳房表面。肿块还可向浅表生长，使皮肤破溃形成菜花样溃疡。若癌肿侵犯近乳头的大乳管，可使乳头偏移、内陷或抬高，造成两侧乳头位置不对称。部分患者的乳头会溢出血性液体。

（3）淋巴转移症状

常见患侧腋窝淋巴结肿大，早期肿大淋巴结为散在、质硬、无压痛、尚可推动的结节。后期淋巴结肿大相互粘连、融合，与皮肤和深部组织粘连，不易推动。大量癌细胞堵塞腋窝主要淋巴管时，则可发生上肢水肿。晚期锁骨上淋巴结增大。

（4）血行转移表现

常最先出现肺转移的症状，即胸痛、咯血、咳嗽、气急等症状。其次可出现腰背痛、病理性骨折骨转移症状，肝转移时出现肝大、黄疸。

然而，这些症状并非特异性，也就是说，这些症状也可能由其他疾病引起。因此，如果你怀疑自己可能患有乳腺癌，应尽快寻求医疗帮助。

二、诊断方法

1.乳房X线摄影检查

（1）钼靶X线

可显示乳房软组织结构，乳腺癌的肿块呈现密度增高阴影，边缘呈针状、蟹状改变，肿块内或肿块旁出现微小钙化灶，局部皮肤增厚。

（2）乳腺腺管造影术

主要用于检查乳管内疾病，用于鉴别诊断。

2.B型超声检查

能够发现直径在1cm以上的肿瘤。观察肿物的变化，可鉴别肿块是囊性还是实质性。

3.病理细胞学检查

取乳头溢液或细针穿刺肿块吸取组织细胞，涂片做病理学及细胞学检查，用于术前诊断。

4.活体组织检查

将肿瘤及周围部分乳腺组织一并完整切除，送冷冻切片检查，根据病理结果来决定手术方式。

一旦确诊为乳腺癌，医生会根据患者的具体情况制定个性化的治疗方案，包括手术、放疗、化疗、内分泌治疗和靶向治疗等。因此，定期的乳房检查和自我检查对于早期发现乳腺癌非常重要。

总的来说，了解乳腺癌的临床表现和诊断方法对于早期发现和治疗这种疾病至关重要。如果你有任何疑虑或担忧，请尽快咨询医生以获取专业的建议和治疗方案。

三、手术治疗

（一）治疗原理

乳腺癌手术治疗是一种针对乳腺癌的有效治疗方法，通过切除癌变组织和淋巴结，达到治疗疾病的目的。治疗原理主要包括彻底切除病变组织、清除潜在的癌细胞、重建乳房形态等。

（二）手术适应证

手术适应证主要针对符合以下条件的患者：①经病理检查确诊为乳腺癌；②肿块直径大于或等于2cm；③有腋窝淋巴结转移；④存在多发性病灶；⑤经过其他治疗方法无效的患者。对于不同程度和范围的乳腺癌，手术治疗需要采取不同的手术方法，例如全乳房切除术、保留乳房手术等。

（三）手术风险与注意事项

手术风险是不可避免的，但是随着医学技术的发展，手术安全性逐渐提高。常见手术风险包括术中出血、感染、神经损伤、术后复发等。

在选择手术治疗前，患者应与医生充分沟通，了解手术的利弊和可能的风险，以便做出最适合自己的决定。同时，患者也需要了解乳腺癌的预防知识，如定期进行乳腺检查、保持良好的生活习惯等，以降低乳腺癌的发生率。

（四）治疗要点

1.手术治疗

乳腺癌是一种以局部表现为主的全身系统性疾病。手术是乳腺癌的主要治疗手段。早期（一、二期）乳腺癌以根治性手术为主，同时辅以化疗、放疗、内分泌治疗、免疫疗法等综合措施。晚期乳腺癌则以化疗、内分泌治疗为主，必要时做姑息性手术。目前常见的手术方式有以下几种。

（1）乳腺癌根治术

切除整个乳房、胸大肌、胸小肌及腋窝和锁骨下脂肪组织及淋巴结。

（2）改良乳腺癌根治术

切除整个乳房，同时做腋窝淋巴结清扫，保留胸肌。该术式对胸部外观影响较小。

（3）乳房单纯切除术

切除全部乳腺组织，包括乳头—乳晕复合体，以及适当的皮肤以便缝合切口。

2.放射治疗

它是局部治疗的重要手段之一，可减少局部复发率，根据情况可在手术前后进行。晚期乳腺癌可以先在化疗的基础上加做放疗。

3.化学治疗

它是一种必要的全身性辅助治疗手段，可提高手术治疗的效果和患者的生存率。常见的化学治疗包括术前化疗、术后辅助化疗及晚期癌化疗。化疗前需以病理学诊断为依据。一般需4~8个周期，3~6个月。

4.内分泌治疗

适用于对激素依赖的乳腺癌，可采用的方法如下所述。

（1）去势治疗

绝经前患者可药物去势、手术切除卵巢或用放射线照射卵巢，以消除体内雌激素的来源。

（2）抗雌激素治疗

根据绝经前后患者体内雌激素的来源不同，选用雌激素拮抗剂或芳香化酶抑制剂，如他莫昔芬、来曲唑等，有较好的抑癌作用。需连续使用5~10年。

乳腺癌手术后患者要重点评估了解术式、术中、伤口包扎、引流、患侧肢体功能等情况。了解患者康复的需求。

四、乳腺癌的护理

（一）护理评估

在乳腺癌手术的护理过程中，首先需要进行全面的评估。患者通常需要接受详细的身体检查，包括乳腺X线摄影、超声检查和MRI等，以确定肿瘤的位置、大小和性质。此外，还需要评估患者的心理状态，包括情绪、焦虑和压力等，因为这些因素可能会影响手术后的恢复过程。同时，对患者的日常生活习惯，如饮食、运动和睡眠等的评估也是必要的，因为这些因素可能会影响患者的免疫系统和康复速度。

（二）护理目标

（1）术后恢复。乳腺癌手术后的护理目标之一是确保患者能够快速恢复。这包括确保患者在手术后能够按照医生的指示进行适当的休息和活动，以避免血栓形成和其他并发症。此外，良好的营养摄入对于伤口愈合和身体恢复也是至关重要的。

（2）疼痛管理。乳腺癌手术后的疼痛管理是护理的重要方面。患者应被告知遵循医生的疼痛管理指南，包括按时服用止痛药，保持舒适的姿势，以及避免可能导致疼痛的活动。

（3）心理支持。乳腺癌手术可能会对患者的心理状态产生重大影响。因此，护理目标之一是提供持续的心理支持，包括与患者进行沟通，了解她们的感受，并提供必要的心理疏导。同时，鼓励患者与家人和朋友保持联系，以获得情感支持。

（4）预防并发症。乳腺癌手术后，预防各种并发症（如感染、出血、肺栓塞等）的发生是护理的重要任务。患者应被告知遵循医生的指示，保持个人卫生，避免剧烈运动，并定期进行检查。

（5）回归日常生活。护理的目标还包括帮助患者顺利回归日常生活。这包括提供必要的指导，如如何正确穿衣、洗澡和进行日常活动等。同时，鼓励患者积极参与社交活动，以帮助她们尽快恢复正常的生活节奏。

总之，乳腺癌手术的护理是一个综合性的过程，需要关注患者的身体和心理状态，并提供全面的支持和指导。通过有效的护理评估和明确的目标设定，我们可以为患者提供最佳的护理服务，帮助他们顺利度过手术后的恢复期。

（三）护理措施

1.术前护理

同一般外科患者的术前准备，对高龄患者做好心、肺、肝、肾功能检查，提高手术的耐受性。妊娠期、哺乳期的患者，性激素变化会加速癌肿生长，应立即终止妊娠和哺乳。术前一日按要求的范围做好皮肤准备。如需植皮者，做好供皮区的皮肤准备。对晚期乳腺癌有皮肤破溃的患者要保持局部清洁，防止感染。

2.术后护理

在充分评估者术后情况的基础上，重点做好以下内容的护理。

（1）体位

患者术后取平卧位，患侧上肢稍抬高。待血压平稳后，可取半卧位，有利于患者的引流和呼吸。

（2）加强病情观察

①密切观察生命体征的变化，观察伤口敷料渗血、渗液的情况。观察并记录皮瓣的颜色，有无皮下积液。

②胸骨旁淋巴结清除的患者有损伤胸膜的可能，重点观察有无胸闷、呼吸困难的症状。

③观察手术侧上肢皮肤颜色和温度、感觉、运动、有无肿胀等，若皮肤发绀，肢端肿胀、皮温降低、脉搏不清或肢端麻木，应协助医生及时调整绷带的松紧度。

（3）伤口引流护理

①伤口加压包扎

乳腺癌手术后伤口用多层敷料和胸带加压包扎1～7天，包扎松紧度要适当。防止皮瓣下积血、积液，使胸壁与皮瓣紧密贴合。

②维持有效引流

伤口皮瓣下常规放置引流管，保持持续性负压吸引。及时有效地吸出残腔内的积血、积液，有利于皮瓣的愈合。密切观察引流液的颜色和量，一般术后1～2天，每日引流血性液50～200 mL，以后伤口引流液会逐渐减少。术后4～5天渗出基本停止，可拔除引流管，继续加压包扎伤口。

（4）并发症防治与护理

①皮下积液

该并发症较常见。术后要保持伤口引流通畅，胸带包扎松紧适度，术侧上肢避免过早外展。加强观察，及时发现积液并处理。

②皮瓣坏死

手术皮瓣缝合张力较大，是皮瓣坏死的主要原因。术后要防止胸带包扎过紧，及时处理皮瓣下积液。

③上肢肿胀

抬高患侧上肢，按摩患侧上肢或适当运动，勿在患侧上肢测血压、抽血、做静脉或皮下注射等。

（5）患肢功能锻炼

无特殊情况要早期活动，术后24小时内开始活动手指及腕部，可做伸指、握拳、屈腕等锻炼。术后48小时吊带扶托患肢可下床活动。术后3天内肩关节制动。术后第4天可进行屈肘、伸臂等锻炼。术后7天活动肩部，可用患侧手洗脸、刷牙、进食等，注意做患侧手触摸对侧肩部及同侧耳朵的锻炼。同时避免上臂外展。术后14天进行全范围的肩关节活动，如手指爬墙运动、转绳运动、拉绳运动等。

（四）健康教育

（1）宣传、指导、普及乳房自检技能。30岁以后的妇女每月应同一时期施行乳房自检。乳房自检在月经期来潮后9～11天进行为宜。乳房自检时首先镜前望诊，两侧对比，观察乳房皮肤颜色、是否对称、有无乳头内陷和歪斜、外形是否改变，再上肢用力叉腰观察有无肿物。然后，双上肢抱头再观察。触诊时取直立或卧位两种姿势，手指掌面平放于乳房上，从乳房的外周开始，以圆圈状触诊方式，向内移动，直至乳头处。用拇指和示指挤捏乳头观察有无溢液。两手交叉轻柔触诊对侧乳房。两手交叉触摸腋窝淋巴结。

（2）出院后近期避免患侧上肢持重，避免静脉穿刺、测血压，坚持上肢的康复训练。

（3）手术后5年内避免妊娠，定期复查。

（4）介绍义乳或假体的作用和使用方法。

参考文献

[1] 李晓琼.聚焦解决护理模式对乳腺癌患者术后感染预防及自我护理能力的影响[J].黑龙江医学，2024，48（04）：492-495.

[2] 朱丹丽.标准化激励式护理在乳腺癌手术患者中的应用[J].中国标准化，2024，（04）：285-288.

[3] 徐静霞.快速康复外科护理对胰腺癌患者的干预效果[J].现代养生，2024，24（03）：202-204.

[4] 蒋金红.优质护理对乳腺癌行乳腺全切术患者围手术期护理质量的影响分析[J].中国冶金工业医学杂志，2024，41（01）：61-62.

[5] 王小青，叶旭辉.围手术期快速康复护理在乳腺癌手术患者中的应用[J].妇儿健康导刊，2024，3（02）：140-142+146.

[6] 张玉君，陆霞.生活希望计划护理在乳腺癌根治术后患者中的应用效果[J].妇儿健康导刊，2024，3（02）：154-157.

[7] 王雯易.基于多学科协作的延续护理在乳腺癌患者中的应用[J].妇儿健康导刊，2024，3（02）：179-182.

[8] 蔡丽红，金丽娟，段舒舒.7S管理法对心外科护理管理护理质量、工作效率的影响[J].中国卫生标准管理，2023，14（19）：178-181.

[9] 罗年年.护理程序在提升心外科护士批判性思维中的应用效果[J].中国医药指南，2023，21（25）：147-149.

[10] 俞碧霞，李冬华，陈素珍.早期多元化针对性护理干预对急性乳腺炎行脓肿切开引流术后患者的影响[J].齐鲁护理杂志，2022，28（22）：63-65.

[11] 马聪君.互动达标理论应用于乳腺癌术后护理的效果[J].新疆医学，2022，52（10）：1226-1228.

[12] 潘宜娟，陈秀芳.急性乳腺炎并发可逆性胼胝体压部病变综合征1例护理体会[J].中国乡村医药，2022，29（19）：73-74.

[13] 骆丽荣.护理干预在急性乳腺炎患者中的应用价值[J].智慧健康，2022，8（17）：127-131.

[14] 潘楚云，杨爱杰，吴秋贤，等.人文关怀护理模式对原发性肝癌患者的影响[J].中外医学研究，2022，20（12）：87-91.

[15] 吴青，吴冰.针对性护理在哺乳期急性乳腺炎患者护理中的应用[J].保健医学研究与实践，2022，19（03）：137-140+151.

[16] 王淑霞.早期急性乳腺炎患者个体化护理干预效果分析[J].黑龙江科学，2021，12（06）：88-89.

[17] 邓娟.50例急性乳腺炎的中西医结合治疗与护理[J].人人健康，2021，（06）：77-78.

[18] 杨杰.气垫床联合曲线型仰卧护理对高血压脑出血患者去骨瓣减压术后压力性损伤及预后的影响[J].医学理论与实践，2023，36（02）：311-313.

[19] 肖怡，马科星.金振口服液联合精细化护理改善急性支气管炎患儿肺功能和机体炎症反应的研究[J].现代医学与健康研究电子杂志，2023，7（02）：120-123.

[20] 周兰姝.护理学科发展现状与展望[J].军事护理，2023，40（01）：1-4.

[21] 佟婷婷.术前访视在手术室护理工作中的应用进展[J].中国城乡企业卫生，2023，38（01）：28-30.

[22] 宋伟，冯静，张思，等.手术室精细化护理对围术期患者感染的影响[J].中国城乡企业卫生，2023，38（01）：16-18.

[23] 贾闯，任天广，陈其仙.基于互动达标理论的护理干预对冠心病PCI术后患者出院准备度的影响[J].护理实践与研究，2023，20（01）：81-85.

[24] 胡艳杰，李玲利，田亚丽，等.护理学一流学科建设引领一流人才培养[J].四川大学学报（医学版），2023，54（01）：102-107.

[25] 高媛媛.协同护理干预对冠心病患者自我护理能力、日常生活能力及心血管不良事件的影响[J].临床研究，2023，31（01）：130-132.

[26] 王霞.综合护理干预腹部手术后粘连性肠梗阻的效果分析[J].中国社区医师，2023，39（07）：125-127.

[27] 楼波娜，傅红波，费圆圆.院内健康宣教对女性乳腺疾病发病率的影响[J].中国妇幼保健，2023，38（05）：927-930.

[28] 赵敬，沈丹丹，章来长.乳腺超声及乳腺X线在诊断乳腺癌中的应用对比分析[J].影像研究与医学应用，2022，6（23）：173-175.

[29] 胡从依，马文娟，柳杰，等.乳腺密度、年龄与乳腺癌发病风险的关系分析[J].临床放射学杂志，2022，41（11）：2037-2040.

[30] 张家会，薛霏霏.动态增强乳腺磁共振在乳腺疾病诊治中的应用价值分析[J].影像研究与医学应用，2022，6（22）：108-110.

[31] 杨成会.优质护理应用于冠心病心绞痛患者80例分析[J].云南医药，2022，43（06）：110-112.

[32] 韩晓敏，赵晶，米丽娜.高血压脑出血偏瘫患者早期康复综合护理效果探讨[J].河北北方学院学报（自然科学版），2022，38（12）：41-42+57.

[33] 韩小云，张成欢，吴程程.手术室护理中断事件现状及护士感受的调查分析[J].护士进修杂志，2022，37（24）：2278-2282.

[34] 马兰兰.预见性护理对支气管炎患者接种流感疫苗的影响[J].中国城乡企业卫生，2022，37（12）：208-211.

[35] 胡明媚，林桂禁，李艳铭.精细化管理在手术室护理中的应用[J].中国城乡企业卫生，2022，37（12）：85-87.

[36] 叶骞.人性化护理模式在手术室护理中的应用价值研究[J].中国医药指南，2022，20（33）：128-130.

[37] 陈丽芬.人性化护理在阑尾炎手术护理中的应用效果观察[J].中国医药指南，2022，20（33）：131-133.

[38] 张祁，吴科敏.普外科常见病临床诊疗方案与护理技术[M].北京：中国纺织出版社有限公司，2021.

[39] 雷霆.神经外科疾病诊疗指南（第3版）[M].北京：科学出版社，2019.

[40] 刘玉光，孟凡刚.临床神经外科学（第3版）[M].北京：人民卫生出版社，2023.

[41] 金中奎.外科急腹症诊断思路[M].北京：人民军医出版社出版时间：2010

[42] 续治君.外科急腹症的诊断思维[M].北京：中国医药科技出版社，2006.

[43] 刘跃，王景阳.简明眼科麻醉学[M].上海：上海第二军医大学出版社，2000.

[44] 李文硕.实用眼科麻醉学[M].天津：天津科学技术出版社，2008.

[45] 石兰萍.临床外科护理基础与实践[M].北京：军事医学科学出版社，2013.

[46] 朱建英，韩文军，钱火红，等.临床外科护理学（第2版）[M].北京：科学出版社，2017.

[47] 朱建英，韩文军.现代临床外科护理学[M].北京：人民军医出版社，2008.

[48] 马文斌，尹崇高.外科护理学[M].北京：化学工业出版社，2015.

[49] 吴欣娟.外科护理学[M].北京：人民卫生出版社2017.

[50] 俞宝明，李勇.外科护理学习指导[M].北京：人民卫生出版社，2023.